DE
LA CHORÉE

PAR

LE D' ÉMILE QUANTIN

« Ars medica tota in observa-
tionibus. »
BAGLIVI.

⁂

DIJON

PEUTET-POMMEY, IMPRIMEUR-LIBR., RUE DES GODRANS
—
1859

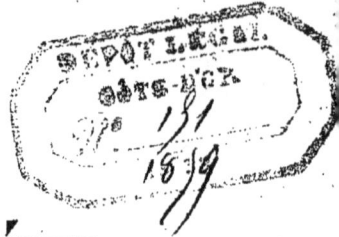

DE
LA CHORÉE

PAR

LE Dʳ ÉMILE QUANTIN

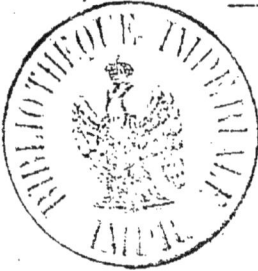

« Ars medica tota in observa-
tionibus »
BAGLIVI.

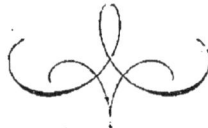

DIJON

PEUTET-POMMEY, IMPRIMEUR-LIBR., RUE DES GODRANS

—

1859

A LA MÉMOIRE DU Dr QUANTIN, MON PÈRE.

A M. J. PEUTET

HOMMAGE D'AMITIÉ.

AVANT-PROPOS

———

S'il est, à nos yeux, pour le médecin comme pour le chirurgien consciencieux, un devoir à remplir en quittant les bancs de l'école, c'est de transmettre *fidèlement* à ceux de ses semblables qui ont l'honneur d'exercer la même profession que lui, les observations curieuses, sur quelque maladie que ce soit, qu'il a pu recueillir dans le cours de ses études.

C'est sûrement en vue de cette idée que l'on a imposé au candidat, comme la dernière des épreuves à subir pour le doctorat, une thèse roulant sur un sujet soit de médecine, soit de chirurgie. Les observations consignées dans ces petits ouvrages sont les plus intéressantes de toutes, et pour plusieurs raisons : d'abord, parce qu'elles sont fidèlement rapportées, attendu que le jury d'examen est appelé à les discuter et à se prononcer sur leur exactitude ou sur leur inexactitude ; et ensuite, parce que, roulant sur une maladie choisie par le candidat, elles ont été recueillies avec une certaine prédilection, et prises dans les hôpitaux sous l'œil et avec les conseils du maître. Mais ces thèses dont nous parlons ne profitent qu'à quelques amis du candidat. Obligé, par les exigences de la politesse et de la coutume, de distribuer un grand nombre de ses exemplaires à des personnes étrangères à l'art de guérir, le récipiendaire n'en peut distribuer que très-peu à ses camarades. De là un grand inconvénient.

Un autre inconvénient plus grand encore est celui-ci : La plus grande partie des jeunes docteurs, pressés qu'ils ont été de terminer leurs études pour mettre fin à des dépenses trop onéreuses pour leur famille, n'ont eu que peu de temps à consacrer à leur thèse, et, ne la considérant que comme une dernière formalité à remplir, n'ont fait qu'effleurer le sujet qu'ils avaient à traiter. Ces différentes considérations nous ont amené à nous demander s'il ne serait pas utile à tous les praticiens en général, et au jeune docteur en particulier, de remanier le sujet déjà traité, et, mettant à profit tant les conseils éclairés donnés par les examinateurs, qu'une expérience un peu plus vieille et un jugement un peu plus rassis, de faire, d'une thèse inaugurale ébauchée ou trop écourtée, une monographie sinon bonne, du moins utile à consulter.

Nous nous sommes répondu par l'affirmative, et, joignant l'exemple au précepte, nous avons voulu avoir l'honneur d'ouvrir la voie, et d'essayer de montrer que ce que nous trouvons bon en théorie n'est pas mauvais en pratique.

Ce sera au public médical à nous juger.

L'accueil que recevra de lui cet essai nous montrera si nous avons atteint ou non le but que nous nous sommes proposé.

Ne voulant pas ne faire que rapporter les idées et les opinions émises par nos devanciers pour les unir les unes aux autres bout à bout, nous tâcherons, autant que possible, d'être original, de rester nous; et c'est dans ce but que, ne nous contentant pas de dis-

cuter et de critiquer, aussi impartialement
que nous le pourrons, les idées et les opinions des autres, nous jugerons en dernier
ressort, quitte à être jugé et critiqué nous-
même par ceux qui, venant après nous, et,
mettant à profit l'exemple que nous leur donnons, écriront sur la même matière.

DE LA CHORÉE

SYNONYMIE.

Χορεία, Χορός, Σκελοτύρβη des Grecs.

Chorea, Synclonus chorea, Clonus chorea, Epilepsia sal-
  tatoria, Ballismus des Latins.

Saltuosa membrorum indispositio de Bairo.

Witi saltus, Saltatio sancti Witi de F. Plater et Horstius.

Chorea sancti Witi de Sennert, de Linnæus et de Cullen.

Schedula monitoria de Sydenham.

Scelotyrbe sancti Witi de Sauvages et de Sagar.

Veitstanz des Allemands.

Unwillkührliche Muskelbewegung de Schæffer.

Chorea, Sanct Vitus's dance des Anglais.

Corea, Danza di san Vito, Ballo di san Vito des Italiens.

Chorea, Baile de san Vito des Espagnols.

Dansziekte des Hollandais.

Dantseyge des Danois.

Danssjuka des Suédois.

Myotyrbe, Dansomanie, Chorémanie, Danse de St-Guy,
  de St-Weit ou de St-Witt des Français.

HISTOIRE.

En l'année 303, sous Dioclétien, un jeune Si-
cilien, du nom de Guy, ayant partagé le martyre
de Modestus et de Crescentia, on transfère son
corps d'abord à Saint-Denis, ensuite à Corvey.
Dès lors, les âmes pieuses de l'époque le révèrent
comme un saint, et, vers le quatorzième siècle,

on fabrique une légende, et on raconte que saint Guy avait, avant de mourir, prié Dieu de préserver de la chorée tous ceux qui célèbreraient l'anniversaire de sa mort, et qu'après cette prière on avait entendu une voix dans les airs criant : « Guy, tu es exaucé. »

La volonté du testateur est remplie : on dédie à saint Guy une chapelle que l'on élève dans un village près Ulm, en Souabe, et, guidés par la plus absurde superstition, les habitants de la contrée s'y rendent en foule chaque année, au mois de mai, pour réclamer l'intercession du saint.

Comment nous étonner de l'ignorance des peuples de ce quatorzième siècle, de ce siècle si épidémique (s'il m'est permis de parler ainsi), en maladies et en superstitions de toutes sortes, que Sennert et Willis ne craignent pas d'attribuer la chorée aux puissances infernales.

Paracelse veut soustraire la chorée à l'empire des saints et du diable, et en distingue trois espèces : l'*imaginativa*, la *lasciva* et la *coacta*.

En 1560, Bairo, médecin de Charles II duc de Savoie, l'appelle Soubresaut des membres (Saltuosa membrorum indispositio).

En 1614 et en 1628, Horstius la nomme

Saut de Wit (Witi Saltus), Saut de Saint-Wit (*Saltatio sancti Witi*).

Solenander et Bellini en font une sorte de délire des Tarentistes.

Nietiki veut que la chorée soit tantôt une mélancolie, tantôt une manie jointe au désir de sauter (Corea est modo melancolia, modo mania conjuncta cum desiderio saltandi).

Voilà où en est l'histoire de la maladie, quand Sydenham, avec son esprit éminemment généralisateur, vient nous donner un exposé plus complet de ses symptômes, et coordonner, relier en un seul bloc les matériaux épars qu'ont à grand'peine amassés ses devanciers. C'est ainsi qu'il ouvre la marche à Cullen, à Cheyne, à Dower et à Mead, qui, en Angleterre, continuent ses premiers travaux.

L'excellente monographie de Bouteille, en 1810;

Le mémoire que fit paraître, dans les Archives générales de Médecine de 1834, le docteur Rufz; la thèse de M. Dufossé, 1836; l'article de M. Blache dans le Dictionnaire de Médecine; celui de MM. Rilliet et Barthez dans leur Traité clinique des Maladies des enfants, firent mieux connaître la maladie qu'on ne l'avait fait jusqu'alors.

Après eux, MM. Andral, Bouillaud, Grisolle,

Rostan, Trousseau, Sandras, Botrel et Sée viennent résumer d'une manière encore plus complète
que ne l'ont fait leurs prédécesseurs tout ce qu'il
y a à dire sur l'affection qui nous occupe.

DÉFINITION ET NATURE DE LA MALADIE.

Galien, Mead, Dower, Bayle et Strabon regardent tous la chorée comme une paralysie, et ce
dernier comme une paralysie des jambes.

Sumère attribue la maladie à l'inertie du fluide
nerveux.

Bonifax pense que c'est une inégalité de la ré-
partition du suc nerveux, occasionnée par l'épais-
sissement des liquides.

Pour Bouteille, la chorée est une puberté un
peu entravée.

Dans ses Eléments de Médecine pratique, traduits par Bosquillon, Cullen fait de la danse de
Saint-Witt un genre particulier de convulsions,
parce qu'elle diffère de toute autre espèce, en raison de l'âge de ceux qu'elle attaque et des mouvements qu'elle produit, et il en donne en conséquence le caractère suivant :

« Cette maladie consiste dans des mouvements
» convulsifs qui sont en partie volontaires, et

— 13 —

» atteint les enfants des deux sexes qui n'ont pas
» encore atteint l'âge de puberté, particulièrement
» ceux qui sont entre dix et quatorze ans. Ces
» mouvements affectent communément le bras et
» la main d'un seul côté, et ressemblent aux ges-
» ticulations des histrions ; communément les
» malades traînent en marchant l'un des pieds
» plutôt qu'ils ne l'élèvent. »

Ces définitions, incomplètes à tous égards , se
rapprochent beaucoup de celle que donnent MM. L.
et de B. . .. dans leur Dictionnaire portatif de
Santé ; eux aussi appellent la chorée :

« Une *espèce de maladie convulsive* à laquelle
» les enfants sont quelquefois sujets. »

Après eux, Guillaume Buchan , dans sa Médecine domestique, dit que « la chorée est une
» *espèce particulière d'accès convulsifs* , appelée
» communément la danse de Saint-Guy ou de
» Saint-Weitt. »

A ces auteurs succède Etienne Tourtelle , qui,
dans ses Eléments de Médecine théorique et pratique en trois volumes, donne une définition plus
complète, et, je puis le dire, plus exacte de la maladie. Il dit que les personnes attaquées de cette
maladie sont dans un mouvement continuel, et
tellement agitées, qu'elles ne peuvent tenir leurs

mains ni leurs pieds dans une situation fixe ; qu'elles font des gesticulations semblables à celles des histrions ; qu'il en est qui traînent en marchant l'un des pieds plutôt qu'elles ne l'élèvent ; et enfin que l'esprit est souvent affecté, et offre fréquemment des absences passagères, comme dans l'affection histérique.

Etienne Tourtelle admet trois variétés de la danse de Saint-Guy :

1° *La danse de Saint-Guy précipitée* (de Gaubius), dans laquelle le malade court au lieu de marcher comme de coutume, et ne peut faire que quelques pas, au bout desquels il est contraint de s'asseoir ou de s'appuyer, sans quoi il tomberait.

Cette espèce dépend, dit-il, de la rigidité et de la faiblesse des muscles, et est souvent produite par la goutte, le scorbut, le rhumatisme ou la vérole.

2° *Le scélotyrbe instabilis* (de Sauvages).

3° *La danse de Saint-Guy intermittente*, qui suit d'habitude le type tierçaire.

En 1807, Pinel, dans sa Monographie philosophique, veut, contrairement à ses devanciers, que la danse de Saint-Guy ait de l'analogie avec les convulsions d'un côté, et avec la paralysie de l'autre. Il va plus loin encore, en disant que la chorée lui a paru appartenir plutôt à la paralysie, et que telle est la raison pour laquelle il en a parlé, dans les précédentes éditions de son ouvrage, sous le titre d'*Asthénie musculaire*. Il appuie son opinion sur ce que Dehaën et Gardane ont observé que la danse de Saint-Guy attaque, de même que la paralysie, plus particulièrement le côté gauche, et que l'électricité a quelquefois réussi dans ces deux maladies.

Le Dictionnaire abrégé des Sciences médicales, en quinze volumes, vient, quatorze ans plus tard (en 1821), confirmer l'opinion de Pinel, en voulant comme lui que la chorée soit :

« Un singulier mélange de paralysie et de con-
» vulsion, encore peu connu, parce que, dit-il, on
» s'est borné à en étudier les symptômes. »

MM. Grisolle, dans sa Pathologie interne (1850), et Sandras, dans son Traité pratique des Maladies nerveuses (1851), regardent tous deux la maladie comme d'essence convulsive, et ayant pour caractères propres des mouvements désordonnés, involontaires, partiels ou généraux du système musculaire.

Enfin, pour M. Bouchut *(Gazette des Hôpitaux*, n° 71, du 19 juin 1858), « la chorée, ou danse de
» Saint-Guy, est une névrose convulsive, caracté-
» risée par des mouvements irréguliers, perma-

» nents et involontaires des muscles de la vie de
» relation. »

Résumons-nous le plus brièvement qu'il nous
sera possible, et voyons à laquelle de ces opinions
si opposées entre elles il faut nous ranger. Un
premier fait qui s'offre à notre observation, c'est
que les pathologistes, tant anciens que modernes,
tant français qu'étrangers, ne s'entendent guère
sur la nature de l'affection qui nous occupe. Les
uns, en effet, comme Galien, regardent la chorée
comme une paralysie; d'autres, à la tête desquels
je citerai Sydenham, Cullen, Guillaume Buchan,
Etienne Tourtelle, Grisolle, Sandras et Trousseau,
en font une espèce de convulsion, et la classent
conséquemment parmi les névroses.

D'autres, enfin, à l'exemple de Pinel, de Bau-
mès, et de l'auteur de l'article *Chorée* du Dictionnaire abrégé des Sciences médicales, la considèrent
comme un mélange de paralysie et de convulsions.

Pour quiconque veut étudier les symptômes de
la chorée, le doute ne nous semble cependant pas
possible. En effet, comment appeler paralysie,
fût-ce même paralysie incomplète (à moins de
donner à ce nom une signification qu'il ne comporte pas), une lésion qui permet au malade d'exécuter les mouvements que sa volonté commande,

quoique, dans l'exercice de ce commandement, la motilité ne soit pas régulièrement accomplie?

La chorée est-elle, d'ailleurs, le seul état de l'organisme où cette volonté musculaire soit en quelque sorte pervertie? Ne voyons-nous pas, par exemple, un homme qu'un accès de colère transporte, être saisi d'un tremblement musculaire qui semble résister et qui résiste en effet à l'influx de la volonté? Vous voyez ses membres agités et parfois suspendus, comme si une force irrésistible le tenait là sous sa puissante influence. Eh bien, que cet homme, à ce moment même où sa volition paraît pleinement enrayée, vienne à trouver sous sa main un point d'appui : vous le verrez alors agir de toute sa force musculaire et l'élever à un degré de puissance que, dans son état normal, il n'eût jamais obtenu. Qui donc oserait dire que cet homme était paralysé? Ainsi, dans la colère, le système musculaire se trouve modifié dans son innervation, et il a besoin qu'un point d'appui lui soit offert pour pouvoir régulariser ses mouvements.

Il en est ainsi pour la chorée.

Si un choréique veut saisir un verre, son bras tremble et vacille pour l'aller chercher; mais, une fois qu'il l'a saisi, il n'éprouve plus d'agitation, pour un instant du moins; si de nouveau il cherche à porter ce verre à la bouche, aussitôt son bras s'agite encore, jusqu'à ce qu'il rencontre la bouche; et ce n'est que du moment où le verre a pris un point d'appui sur les lèvres, que le choréique peut vider son verre d'un seul trait, et, pour ainsi dire, sans trembler.

Si la chorée n'est pas une paralysie, est-elle un spasme, une convulsion? Il faudrait d'abord bien s'entendre sur le sens des mots spasme et convulsion, et malheureusement c'est ce qui n'est pas. Si par spasme on entend une contraction permanente des fibres musculaires, évidemment alors elle n'appartient pas à cette classe de maladies; si par convulsion on veut dire une contraction et un relâchement alternatifs et involontaires des muscles soumis à la volonté, la chorée pourrait alors, jusqu'à un certain point, être classée parmi les convulsions.

Nous avons dit que la chorée pouvait, jusqu'à un certain point, être classée parmi les convulsions; hâtons-nous d'ajouter cependant qu'elle forme une convulsion spéciale et bien différente des convulsions telles que l'éclampsie et l'épilepsie. Dans ces deux dernières formes convulsives, en effet, nous voyons exister un caractère bien tranché que nous ne rencontrons point dans la convulsion choréique : c'est la suspension, pendant l'accès, des facultés de l'intelligence, et, comme conséquence nécessaire, la suspension de la volonté.

Dans la chorée, ce phénomène n'a pas lieu : le malade n'a qu'à vouloir, et aussitôt son bras exécute ; sa volonté commande, et, si l'exécution n'est pas parfaite, du moins l'organe obéit.

Dans l'épilepsie et l'éclampsie il n'en saurait être ainsi.

Le malade n'a plus la faculté de mouvoir ses membres sous l'impulsion du principe de la volition. L'état de ces deux affections n'est pas comparable à celui de la chorée : il n'y a donc pas entre elles similitude parfaite. Rappelons-encore que, dans les convulsions épileptiques et éclamptiques, l'organisme s'accompagne d'un trouble plus ou moins notable des autres fonctions, tandis que dans la chorée cette perturbation n'existe pas.

On sait en effet que, si ce n'était l'état extraordinaire du système musculaire, le choréique semblerait dans les conditions de la plus parfaite santé. Le professeur Bouillaud n'admet la chorée ni comme une paralysie, ni comme une convulsion, mais bien comme un trouble dans l'association et la coordination des mouvements volontaires.

On le voit, ce n'est pas une lésion en plus ou

en moins, mais en modalité; elle ne saurait être une exagération ou une diminution de l'influence encéphalique, mais bien au contraire une perversion de ce même influx.

Cette manière d'envisager la nature des affections peut paraître plus ou moins vraisemblable; mais, avouons-le aussi, en faisant le cadre aussi large, et en admettant autant d'affections qu'il peut y avoir de différentes manières d'être dans un organisme, c'est faire la science plus stérile qu'on ne pense, et rendre toute classification impossible.

N'est-il pas plus sage et plus conforme à la nature des choses de réunir dans un même cadre les affections qui offrent entre elles le plus grand nombre de ressemblances possible?

Nous n'hésitons donc pas à ranger la chorée parmi les convulsions, c'est-à-dire que nous la regardons comme dépendant d'une exagération de vitalité des centres nerveux. Elle est aux fonctions musculaires ce que sont aux fonctions de l'intellect le delirium tremens et certaines formes de l'aliénation mentale, ce qu'est à certains muscles l'irritation des cordons nerveux qui s'y distribuent, comme dans le tic de la face, ce que sont, en un mot, à certains organes de la vie intérieure les nombreuses névroses dont nous les voyons si souvent atteints. En effet, dans toutes ces affections, tous les organes, siéges de ces lésions, n'en remplissent pas moins leurs fonctions, quoique d'une manière incomplète, et il n'est jamais venu, que je sache, à l'esprit d'un observateur de vouloir ranger ces affections dans la classe des paralysies.

ANATOMIE PATHOLOGIQUE.

Nous venons de voir quelle dissidence régnait entre les différentes opinions émises par les auteurs au sujet de la nature de la chorée : voyons, avant d'entrer plus avant dans l'étude de la maladie, et avant de rechercher quels en sont les symptômes et quelle en est la marche, si l'anatomie pathologique viendra nous éclairer, en nous prêtant le secours de ses lumières.

Selon M. Grisolle (tom. II, page 624), on ne trouve à l'ouverture du corps des choréiques, dans l'immense majorité des cas, aucune lésion appréciable dans le cerveau, dans la moelle, ni dans leurs enveloppes.

Son opinion repose sur trois autopsies de choréiques faites par lui en 1834, 1837 et 1848, et sur dix autres faites par Dugès, par Ollivier (d'Angers), par MM. Rostan, Rufz et Blache; et dans aucun de ces treize cas l'on n'a pu constater aucune lésion appréciable.

Cependant MM. les docteurs Gendron, Guersant et Serres ont trouvé : les deux premiers, la moelle épinière ramollie au niveau de la région cervicale; et le dernier, des altérations diverses dans les tubercules quadrijumeaux, ainsi très-souvent l'inflammation de ces mêmés tubercules.

Ayant examiné l'encéphale de quatre personnes qui avaient succombé à cette singulière affection, il a, comme je viens de le dire, trouvé les tubercules quadrijumeaux altérés. Dans le premier cas, une tumeur lardacée était implantée sur ces tubercules; dans le second, une irritation vive avec épanchement occupait la base de ces renflements ; dans les deux autres, la masse entière des tubercules était enflammée. L'inflammation se prolongeait plus ou moins loin sur le plancher du quatrième ventricule. Pour donner plus de certitude aux présomptions de l'anatomie pathologique, M. Serres imagina de faire quelques expériences. Il blessa les tubercules quadrijumeaux sur des animaux vivants, et détermina constamment des phénomènes incohérents analogues aux symptômes de la chorée.

Le professeur Rolando, de Turin, est, par les
mêmes expériences, parvenu aux mêmes résultats.
Malgré cette identité, M. Serres n'en conclut pas
qu'il y ait toujours lésion des tubercules quadrijumeaux dans la chorée ; il avoue au contraire que
dans deux cas il n'a trouvé aucune lésion dans le
cerveau, malgré les recherches les plus exactes et
les plus minutieuses.

M. Monod a vu une hypertrophie de la moelle,
et d'autres médecins ont trouvé des tumeurs et
des concrétions dans le cerveau et dans la moelle
épinière; mais tous ces faits ne sont pas probants,
parce que, dans les cas dont nous venons de parler, la chorée n'était pas la maladie principale,
mais n'était que symptomatique d'affections plus
graves, et ne jouait qu'un rôle tout à fait secondaire.

M. Prichard (Archiv., 1825, tome VIII, p. 273)
a bien aussi trouvé dans les nécropsies de trois
enfants morts choréiques une quantité de sérosité
plus grande que celle que l'on trouve d'ordinaire
vers les centres nerveux. Mais M. Delafond, professeur à l'école d'Alfort, ayant dirigé dans ce sens
des recherches qu'il a faites sur des chiens et
d'autres animaux atteints de chorée confirmée, n'a
rien trouvé.

M. Lélut a trouvé des fausses membranes sur la convexité du cerveau; M. Hutin a remarqué que la partie antérieure de la moelle était hypertrophiée; et le docteur Brown a cru voir la surface du cerveau injectée et la substance médullaire de l'hémisphère gauche renfermant une concrétion calcaire irrégulière.

En présence de noms aussi recommandables dans la science, d'aussi grandes autorités ayant sur l'anatomie pathologique de la chorée des opinions si différentes les unes des autres, si divergentes entre elles, que conclure?

Que toutes ces lésions si disparates les unes des autres, et sur lesquelles nous venons de nous étendre si longuement, n'appartiennent pas à la chorée essentielle, mais bien à la chorée symptomatique de telle ou de telle autre maladie. Et en effet, la mort est, très-heureusement du reste, une terminaison extrêmement rare de la chorée qui n'est pas symptomatique d'une affection des centres nerveux. C'est à cette cause que l'on doit le petit nombre que l'on a pu recueillir d'observations nécroscopiques. Dans tout le cours de l'année 1855, pendant laquelle j'ai fait partie du service de M. Sandras à l'Hôtel-Dieu, il n'y a eu qu'une

autopsie de chorée : c'était une jeune fille choréique et phthisique.

On trouva une vaste caverne au sommet du
poumon gauche, des tubercules crus et ramollis,
et à leurs diverses périodes, dans le reste du poumon gauche et dans la presque-totalité du poumon droit; mais l'on ne put constater, ni dans le
cerveau ni dans la moelle épinière, le moindre tu-
bercule, qui, dans ce cas, aurait parfaitement
expliqué la chorée.

Des chiens et des chats, animaux qui sont sujets à la chorée, ont été sacrifiés à différentes époques de la maladie, et le résultat des nécropsies
a toujours été négatif.

SYMPTOMES, MARCHE DE LA MALADIE.

Au dire de Sydenham, « le choréique a de la
» faiblesse et de la claudication dans les deux jam-
» bes, qu'il traîne après soy, comme font les inno-
» cents. Un de ses bras étant appliqué sur sa
» poitrine ou ailleurs, il ne saurait le retenir dans
» la même situation pendant un moment, mais la
» distorsion convulsive de cette partie l'oblige à la
» changer sans cesse de place, quelque effort qu'il
» fasse pour luy résister.

» Avant que le malade puisse porter un verre
» à sa bouche, il fait mille gestes et mille contours,
» ne pouvant l'y porter en droite ligne : sa main
» étant écartée par la convulsion, il la tourne de
» côté et d'autre, jusqu'à ce que par hasard ses
» lèvres se trouvant à la portée du verre, il sable
» promptement sa boisson et l'avale goulûment,
» ce manége étant une espèce de comédie qui
» aprête à rire à ceux qui en sont témoins. »

Dans leur Dictionnaire portatif de Santé, MM. L.
et de B. assignent à la maladie les symptômes
suivants :

« Le malade commence à boiter et à ressentir
» une faiblesse dans une de ses jambes, ce qui
» augmente au point qu'il ne peut plus se soute-
» nir dessus et qu'il la traîne après soi, comme
» font les innocents ; il ne peut retenir sa main
» un instant dans la même situation. Les contor-
» sions convulsives de cette partie l'obligent à la
» changer sans cesse de place, quelque effort qu'il
» fasse pour la fixer. Lorsqu'il veut boire, il fait
» mille gestes et mille contours, comme les joueurs
» de gobelets, jusqu'à ce que, se trouvant à la
» portée de la bouche, il puisse fixer le verre avec
» les lèvres ; pour lors il avale d'un trait précipité
» la boisson qui y est contenue : ce qui fait un
» spectacle original. »

A son article, *Caractère*, de sa Médecine domestique, traduite par Dupianil, Guillaume Buchan
dit que le malade fait des mouvements, des gesticulations, des sauts si précipités, si ridicules, que
le peuple le prend ordinairement pour un ensor-
celé, et que la maladie n'est guère familière qu'aux
fanatiques, et à ceux dont l'imagination est vive
et exaltée, et qu'enfin les malades chez qui on
l'observe sont les enfants et les filles depuis l'âge
de dix ans jusqu'à celui de puberté.

Dans ses Eléments de Médecine pratique, traduits par Bosquillon, Cullen dit (§§ 1349 et 1350)
que les mouvements convulsifs, peu variés chez
les différents individus, affectent généralement la
jambe et le bras du même côté, et attaquent communément la jambe et le pied.

Comme la définition qu'il donne des symptômes
et de la marche de la maladie est assez claire et
assez complète, je vais continuer de la donner en
citant textuellement :

« Quoique l'extrémité soit en repos, le pied est
» souvent agité de mouvements convulsifs qui le
» font mouvoir alternativement en devant et en
» arrière. Lorsque le malade veut marcher, la
» jambe affectée est rarement élevée comme il est
» d'usage dans la marche ; mais elle est traînée,

» de même que si l'extrémité était paralytique;
» et s'il tente de l'élever, il ne peut exécuter ce
» mouvement avec assurance, à cause des mouve-
» ments convulsifs irréguliers qui alors agitent le
» membre.

§ 1350. — » Le bras du même côté est géné-
» ralement affecté en même temps, et il est fré-
» quemment agité de différents mouvements con-
» vulsifs, lors même qu'on ne tente aucun
» mouvement volontaire. Mais c'est surtout lors-
» qu'on veut exécuter les mouvements volontaires,
» qu'on ne peut le faire convenablement, parce
» qu'ils sont diversement précipités ou interrom-
» pus par des mouvements convulsifs qui s'exé-
» cutent dans une direction contraire à celle qu'on
» se propose.

» L'exemple le plus commun de ceci se voit
» chez les malades qui tentent de porter un verre
» de liquide à leur bouche : ils ne peuvent y par-
» venir qu'après des efforts réitérés, qui sont in-
» terrompus par des mouvements convulsifs fré-
» quents, qui éloignent et détournent la main de
» la bouche.

§ 1351. — » Il me paraît que la volonté cède
» souvent à ces mouvements convulsifs, comme à
» une espèce de penchant, et qu'en conséquence

» ils augmentênt fréquemment, parce que les ma-
» lades semblent se plaire à augmenter la surprise
» et l'amusement que leurs contorsions produi-
» sent chez les spectateurs.

§ 1352. — » L'esprit est souvent affecté dans
» cette maladie de quelque degré de fatuité, et
» offre fréquemment les mêmes émotions passa-
» gères, variées et déraisonnables que l'on ob-
» serve dans l'affection hystérique.

§ 1353. — » Telles sont les circonstances les
» plus communes de cette maladie. Néanmoins
» elle varie quelquefois chez différentes per-
» sonnes : on observe quelque différence dans les
» mouvements convulsifs, particulièrement dans
» ceux qui affectent la tête et le tronc. Il semble
» y avoir dans cette maladie différents penchants
» au mouvement : c'est pourquoi les accès varient
» chez ceux qui en sont affectés, par leur manière
» de sauter et de courir. On a vu cette maladie,
» caractérisée par de semblables mouvements con-
» vulsifs, paraître comme épidémique dans cer-
» tains cantons d'une province : alors les person-
» nes de différents âges en sont attaquées, ce qui
» paraît faire une exception à la règle générale
» que nous avons établie plus haut ; mais dans ces
» cas même, les personnes affectées sont le plus

» souvent les jeunes gens des deux sexes, et sur-
» tout ceux qui sont évidemment d'une constitu-
» tion plus aisée à émouvoir. »

Etienne Tourtelle, dans ses Eléments de Médecine théorique et pratique, dit que les personnes
attaquées de cette maladie sont dans un mouvement continuel, et tellement agitées, qu'elles ne
peuvent tenir leurs mains ni leurs pieds dans une
situation fixe ; qu'elles font des gesticulations
semblables à celles des histrions ; qu'il en est qui
traînent en marchant l'un des pieds plutôt qu'elles
ne l'élèvent ; que l'esprit est souvent affecté, et
offre fréquemment des absences passagères, comme dans l'affection hystérique. Il en admet,
comme je l'ai dit plus haut, trois variétés :

La danse de Saint-Guy précipitée ;
Le scelotyrbe instabilis ;
La danse de Saint-Guy intermittente.

Selon MM. Grisolle et Chavance, il est très-
rare que la chorée débute brusquement. Quand
cela a lieu, la maladie éclate, et atteint son summum de développement le jour même de son apparition. Mais le cas le plus ordinaire est que la
chorée se déclare lentement, progressivement.

Avant de présenter des troubles de la motilité,
le caractère des enfants change le plus ordinaire-

ment ; quelquefois, au contraire, et par exception, les troubles de la motilité précèdent ceux de
l'intelligence et du caractère; d'autres fois, enfin,
mais plus rarement encore, ces troubles de l'intelligence et du caractère manquent.

Les malades éprouvent des mouvements désordonnés dans diverses parties du corps : les uns
ont un tic et font la grimace, ce qui leur attire
des réprimandes de la part de leurs parents, qui
ne reconnaissent pas là les prodromes d'une maladie; les autres remuent sans cesse ou la jambe
ou le bras, surtout du côté gauche. Ils fauchent
en marchant, et, s'ils veulent saisir un objet, ils
le laissent choir et le brisent. Arrivée à ce point,
la chorée prend plus d'extension et revêt un cachet
plus spécial : les membres affectés sont agités de
soubresauts, de secousses involontaires, sur lesquels la volonté n'a plus aucune prise.

Au dernier degré de la maladie, la face est continuellement agitée, les yeux sont toujours en
mouvement, la marche et la position horizontale deviennent impossibles, les malades tombent, et, ne
pouvant plus se relever, on est obligé de les maintenir au lit avec la camisole de force; il est même
bon d'entourer les mains et les pieds de linges
rembourrés de laine ou de coton, de crainte que

les malades ne se blessent en exécutant leurs mouvements involontaires et désordonnés.

Voilà pour les troubles de la face et des membres : voyons maintenant quels sont ceux de la parole. Presque toujours elle est profondément modifiée, et les muscles de cet organe sont, concurremment avec ceux des membres inférieurs, les premiers et les plus gravement affectés. Tantôt il y a simplement embarras de la parole, tantôt bégayement; d'autres fois, selon M. Blache, une sorte d'aboiement. Quant aux sphincters, ils ne sont presque jamais affectés : ainsi, presque toujours les malades retiennent leurs matières fécales et leur urine.

Rarement la chorée est générale d'emblée : presque toujours elle envahit d'abord le côté gauche, et n'affecte que consécutivement le côté droit. MM. Barthez, Rilliet et Grisolle reconnaissent que la chorée double est la plus fréquente. Quand la chorée n'est pas générale, qu'elle n'est que partielle, elle occupe, de l'accord unanime de tous les auteurs, presque toujours les membres du côté gauche.

Bouteille rapporte un cas de chorée croisée, c'est-à-dire qu'un bras d'un côté et une jambe du côté opposé étaient simultanément affectés. « Chez

» quelques malades, la chorée est bornée aux
» muscles du cou et de la face; elle peut être plus
» limitée encore, n'affecter, par exemple, que les
» muscles de l'œil.

» La chorée suit presque toujours une marche
» continue; elle s'aggrave pendant quelque temps,
» puis reste stationnaire; elle décroît enfin, ou
» bien elle présente des alternatives très-irrégu-
» lières.

» Bouteille et M. Rufz ont cité chacun un cas
» de chorée périodique débutant tous les jours à
» midi pour finir à six heures du soir. » (Grisolle,
tome II, page 626.)

D'après MM. Rufz et Blache, les maladies intercurrentes ne modifient en rien la chorée sous
le rapport de son intensité et de sa durée. M. Grisolle se rapproche beaucoup de l'avis de ces deux
messieurs; car il dit que les maladies intercurrentes ne paraissent guère modifier la maladie sous le
rapport de son intensité ou de sa durée. MM. Rilliet et Barthez ont un avis contraire, et ils ap-
puient avec raison leur manière de voir sur ce que,
sur neuf observations de chorée compliquée de
maladies plus ou moins graves, huit fois la maladie intercurrente a influencé manifestement l'affection primitive. Stoll est de leur avis, et cite

3

» deux jeunes filles qui, prises d'une fièvre pété-
» chiale dans le cours d'une chorée, virent celle-
» ci diminuer et cesser en même temps que la
» pyrexie. »

La chorée, une fois guérie, est, au dire de M. Grisolle, que je me plais si souvent à citer, très-sujette à récidive.

C'est Sydenham qui a, le premier, appellé l'attention des médecins sur ces récidives. Il assigne en conséquence à la maladie deux traitements : l'un est institué pour la cure de la maladie, et l'autre contre la récidive. Ainsi, il dit que, de peur de la récidive, il faut, l'année suivante, saigner et purger le malade dans le temps précisément où il avait été attaqué l'année précédente, et même un peu auparavant.

M. Rufz l'a vue se montrer six fois chez le même individu; et M. Gérard, dans sa thèse, cite un enfant chez lequel elle se reproduisit pendant deux années consécutives aux mois de mars et d'avril, et, après un intervalle de trois années, au mois de septembre seulement. Cette régularité dans la réapparition des attaques choréiques est loin d'être constante : dans la plupart des cas on n'observe rien de semblable.

M. Thoumas dit, dans sa thèse, qu'il est de l'es-

sence de cette maladie de récidiver, ainsi que l'hystérie et l'épilepsie, avec lesquelles elle présente
de l'analogie.

M. Trousseau, en vue d'éviter ces récidives,
veut que l'on continue le traitement pendant dix
mois, et même pendant une année, après la guérison de la maladie.

DURÉE.

La durée de la chorée est indéterminée : la maladie peut guérir en quelques jours, quelquefois
avant d'être bien caractérisée ; rarement elle cède
avant un ou deux septenaires ; le plus souvent elle
persiste un ou deux mois ; quelquefois elle peut
durer quelques années ; et enfin, elle peut avoir
une marche chronique, auquel cas elle dure indé-
finiment.

La durée est généralement d'autant plus longue
que la maladie est abandonnée à elle-même. Ainsi,
comme nous venons de le dire, elle peut durer
quelques semaines, quelques mois, toute la vie.
Elle cède facilement à un traitement approprié,
quand elle est prise au début : sa durée peut,
dans ce cas, n'être que de quelques jours.

La chorée qui passe à l'état chronique ne

cesse souvent qu'avec la vie, et souvent aussi c'est parce que la maladie a débuté dans les cinq ou six premières années de la vie, que cette terminaison a lieu. Ainsi, M. Rostan a connu une femme qui est morte à cinquante ans d'une chorée qu'elle avait depuis l'âge de 7 ans.

C'est ici le cas de faire remarquer en passant qu'en général les chorées chroniques sont partielles, et que beaucoup se lient à quelques lésions matérielles des centres nerveux.

Dans ces cas de chorées chroniques partielles, il y a une légère atrophie des membres qui sont le siége de la maladie, et les chairs deviennent molles et flasques.

Avant de terminer ce chapitre, il ne sera pas hors de propos de dire que plusieurs médecins ont cherché quelle était, dans les cas de guérison, la durée moyenne de la maladie :

M. Rufz a trouvé trente et un jours ;

MM. Rilliet et Barthez, deux mois ;

M. Sée a obtenu, ou à très-peu de chose près du moins, les mêmes chiffres.

TERMINAISONS.

Généralement la terminaison est heureuse ; car la chorée finit ordinairement par guérir, après un temps variable, sous l'influence du traitement ou d'après la marche de la maladie. Dans ce cas, les contractions diminuent peu à peu d'intensité, et finissent par disparaître entièrement. Ces cas heureux se présentent, disons-nous, le plus souvent, et la guérison est alors spontanée, ou arrive brusquement sous l'influence d'une émotion morale ou d'un traitement approprié.

Si la chorée passe à l'état chronique, les muscles s'atrophient, diverses cachexies surviennent, et la maladie est alors interminable.

Quelquefois la chorée cède et est remplacée par l'épilepsie, l'hystérie, l'aliénation mentale. D'autres fois, enfin, et c'est là le cas le plus rare, la chorée a une terminaison funeste : l'on voit alors de vastes surfaces articulaires dénudées, de vastes phlegmons du tissu cellulaire gangrené, des plaies profondes réagissant sur l'encéphale avant que l'on ait pu en triompher, ou bien des phlegmasies chroniques dues à la longueur de la maladie.

Quand la terminaison doit être funeste, elle a

lieu en général très-rapidement. Ainsi, au bout de 8 ou 9 jours, les malades s'affaissent et périssent, ce qui fait croire à M. Grisolle que la mort a lieu par épuisement. M. Gendron, de Chinon, a noté aussi l'amaigrissement et l'altération remarquable des traits, qui surviennent très-rapidement.

MM. Barthez et Rilliet pensent, eux, que la terminaison funeste a lieu par asphyxie, et ils s'expriment en ces termes : « Dans les cas où la chorée doit avoir une issue funeste, on voit les mouvements acquérir progressivement une violence excessive. On a peine alors à contenir les jeunes malades, même en employant une force considérable : ils brisent les liens dont on les entoure, se roulent en bas de leur lit ; en un mot, le désordre des mouvements est presque aussi grand que celui qu'on observe dans une attaque d'épilepsie. Puis subitement la violence des contractions diminue pour faire place à des soubresauts de tendons ; l'intelligence est abolie, les pupilles contractées, la mâchoire serrée, la respiration difficile, et la mort vient terminer la scène.

M. Sée a recueilli 148 cas de chorée, et sur ces 148 cas neuf fois la maladie a eu une terminaison funeste.

Quant à nous, nous l'avons déjà dit, et nous le

répétons en terminant ce chapitre, nous croyons que la chorée essentielle a extrêmement rarement une terminaison funeste : c'est surtout celle qui est symptomatique d'une affection des centres nerveux que l'on voit se terminer par la mort.

DIAGNOSTIC DIFFÉRENTIEL.

La chorée peut, à son début, être prise pour une paralysie, à cause de la faiblesse des membres. Toutefois, et hâtons-nous de le dire, dans la chorée la sensibilité est intacte, ce qui n'existe pas dans la paralysie; de plus, l'on remarque, dans la chorée, de petits mouvements irréguliers qui existent même quand l'on a affaire à une chorée fibrillaire.

La désharmonie des mouvements choréiques, leur discontinuité, leur siége plus fréquent aux membres supérieurs qu'aux membres inférieurs, et à gauche qu'à droite, différencieront la chorée de toute maladie encéphalique ; et comme il n'y a ni fièvre, ni délire, ni roideur tétanique, ni convulsions, on ne confondra pas non plus la chorée avec l'inflammation soit du cerveau, soit de l'arachnoïde, soit du cervelet.

L'on ne prendra pas davantage pour une chorée

le delirium tremens, parce que le delirium tremens n'affecte que les ivrognes de profession ou
les gens très-sobres qui font un excès de boisson.
De plus, dans le delirium tremens il y a amblyo-
pie et délire; de plus, dans le delirium tremens
les mouvements sont saccadés, il est vrai, mais
soumis à la volonté, ce qui ne se voit point dans
la chorée, maladie dans laquelle les mouvements
sont involontaires.

La pâleur du teint, la langueur, la flaccidité
des chairs, l'embarras de la parole, les variations
quotidiennes de la maladie, la lenteur de sa marche,
sa durée qui va rarement au delà de deux mois,
empêcheront de confondre le tremblement produit
par le mercure avec la chorée.

Confondra-t-on la chorée avec l'hystérie? Non :
car dans la chorée le malade n'éprouvera pas,
comme dans l'hystérie, la sensation de la boule
hystérique qui part de l'hypogastre pour se porter
en haut de l'abdomen et de la poitrine, et s'élever
ensuite jusqu'à la gorge. Il y a de plus dans l'hystérie des convulsions, que l'on ne trouve pas dans
la chorée, et il y a, par contre, dans la chorée une
intégrité des facultés intellectuelles que l'on ne remarque point dans les attaques hystériques.

Prendra-t-on la chorée pour l'épilepsie? Pas

davantage : car dans l'épilepsie il y a perte su-
bite de connaissance ou insensibilité complète, ce
qui n'a pas lieu dans la chorée. Le béribéri de l'Inde
et le tremblement ne doivent pas non plus être
pris pour la chorée : dans ce dernier, les mouvements se rapprochent des mouvements volontaires, et s'exécutent, au dire de J. Frank, avec
une sorte d'égalité, tantôt en haut, tantôt en bas,
tantôt sur l'un et sur l'autre côté.

PRONOSTIC.

Le pronostic est très-variable :

Il varie, en effet, selon la date de la maladie,
selon son étendue, selon la cause de l'affection ;
selon encore les complications, l'âge du sujet,
son tempérament, etc., etc.

De toutes les chorées on peut dire que, toutes
choses égales d'ailleurs et sauf exception, celle qui
est curable est celle qui est récente ou celle qui
survient dans l'enfance.

Les chorées générales ou n'envahissant qu'une
moitié du corps sont aussi facilement curables que
celles qui sont localisées à une partie de la face ou
à un membre.

Dans les chorées légères, il ne faut pas porter

un pronostic bien inquiétant, parce que la vie des malades est rarement menacée.

C'est surtout quand l'agitation est extrême, continuelle, que les mouvements sont violents et rapprochés, que le pronostic est grave, parce que la mort peut, dans ce cas, arriver à la suite d'une glossite, ou être le fait d'une gangrène du tissu cellulaire ou de phlegmons des membres.

Certains auteurs ont prétendu que le pronostic devait être porté plus grave lorsque l'intelligence était affectée antérieurement, et que la masturbation avait une fâcheuse influence sur l'issue de la maladie.

Si l'on a des raisons pour croire que le malade affecté de chorée se masturbe, il faut recourir à la morale, à la religion, enfin à tout ce qui peut affecter l'esprit du choréique ; il faut faire appel à ses bons sentiments, et joindre à ces moyens moraux des moyens mécaniques, presque toujours plus efficaces. Ainsi, nous ne saurions trop recommander l'emploi de bandages appropriés pour triompher des funestes habitudes dont nous venons de parler.

Si la chorée est essentielle, le pronostic sera simple. Il sera plus ou moins grave, selon que la maladie sera plus ou moins ancienne, plus ou moins étendue, plus ou moins rebelle aux agents thérapeutiques, etc., etc.

Si la chorée est symptomatique, le pronostic sera double : il y aura donc un pronostic à porter pour la chorée d'abord, pronostic qui variera selon la nature de la maladie qui aura produit cette chorée; et un autre pronostic pour cette maladie première dont la chorée ne sera que l'expression, que le symptôme.

Dans ce dernier cas, la chorée n'aura de gravité que par la maladie dont elle sera une manifestation, et le pronostic sera alors d'autant plus sérieux que la maladie se rattachera à une lésion plus grave.

Les écorchures ou les plaies qui surviennent alors qu'il n'y a pas d'amendement dans la violence des mouvements désordonnés, forment un élément de gravité très-grande pour le pronostic.

Une circonstance qui doit encore rendre le pronostic très-réservé, c'est l'imminence d'une autre névrose. Ainsi, dans une famille où il y a eu, ou bien où il y a des choréiques, le médecin doit toujours craindre pour les parents ou la chorée, ou l'épilepsie, ou l'aliénation mentale. N'oublions pas de dire en finissant que le désordre profond du système nerveux peut être une cause de la mort.

ÉTIOLOGIE.

Ainsi que l'ont fait plusieurs auteurs, et Messieurs Thoumas , Pelay et Moynier dans leurs thèses, nous diviserons, pour plus de clarté, les causes de la chorée en causes prédisposantes et en causes déterminantes ou occasionnelles.

CAUSES PRÉDISPOSANTES.

L'on a rangé dans le cadre des causes prédisposantes :

1° *L'âge.* — Ainsi, depuis dix ans jusqu'à l'âge de puberté, suivant Guillaume Buchan;

De 10 à 14 ans, suivant Cullen, Etienne Tourtelle et Joseph Capuron; ·

De 6 à 15 ans, suivant M. Grisolle.

Suivant M. Rufz, elle est aussi commune de 6 à 10 ans que de 10 à 15.

Sydenham, Stoll et Bouteille disent que la chorée est une maladie de l'âge de la puberté; pour Bouteille, la chorée est une puberté difficile à établir.

Sur 191 enfants choréiques, M. Sée dit que :

11 étaient âgés de moins de six ans,

94 de dix à onze ans,

57 de onze à quinze ans,

17 de quinze à vingt et un ans,

12 de vingt et un ans et au delà.

Sur 123 enfants, M. Moynier en trouve :

3 à trois ans,

1 à cinq ans,

10 à six ans,

7 à sept ans,

13 à huit ans,

14 à neuf ans,

22 à dix ans,

10 à onze ans,

13 à douze ans,

15 à treize ans,

14 à quatorze ans,

1 à quinze ans.

Sur 100 cas, le docteur Hugues en trouve :

33 au-dessous de dix ans,

45 entre dix et quinze ans,

22 au-dessus de quinze ans.

Sur 189 cas, M. Rufz a trouvé :

5 cas de un à quatre ans,

5 cas de quatre à six ans,

61 de six à dix ans,

118 de dix à quinze ans.

MM. Rilliet et Barthez disent que cette maladie, sans être spéciale à l'enfance, est cependant beaucoup plus fréquente à cette période de la vie qu'à tout autre âge.

Les docteurs Simon et Constant ont observé la chorée sur des nourrissons de 4, de 6 et de 12 mois; mais ce sont là des faits très-rares.

Dans la vieillesse, les exemples de chorée sont rares. J'aurai à citer plus loin un cas de chorée observé par M. Henri Roger chez une dame âgée de quatre-vingt-trois ans. — M. Sée en cite un à 36 ans; Reeves, 45 ans; Franck, 50 ans; Coste, 60 ans; Bouteille, 80 ans; Ribes, un de 50 ans, et 2 autres chez deux vieux invalides.

2° *Le sexe féminin.* — Sur les 123 enfants que M. Moynier a observés, il y a 81 filles, tandis qu'il n'y a que 42 garçons.

Sur 531 choréiques traités à l'hôpital des enfants, il y a 393 filles, et 138 garçons seulement.

Enfin, sur ses 100 cas de chorée, le docteur Hugues a 73 femmes, et 27 hommes seulement.

Les docteurs Rilliet, Barthez, Dufossé et Sée trouvent aussi que la chorée est plus commune chez les femmes que chez les hommes. Selon ces deux derniers, la proportion serait de deux tiers contre un tiers.

3º *Une constitution grêle et nerveuse.* — Un tempérament lymphatique. (Rufz, *Journal des Connaissances médico-chirurgicales*, 1833-1834, p. 283).

Sur 107, M. Sée en a trouvé 68 faibles, 22 de constitution moyenne, et 20 seulement forts et robustes.

Sur les 123 de M. Moynier, 20 de mauvaise constitution, et les autres de constitution moyenne; point de robustes.

Sur 79 tempéraments, M. Sée en a trouvé 40 lymphatiques, 21 lymphatico-nerveux, 4 sanguins-lymphatiques, et 14 sanguins purs.

4º *Les climats.* — C'est en France, en Allemagne, en Angleterre, qu'il y a le plus de choréiques (Moynier). Dans les pays chauds la chorée est très-rare ; ainsi M. Dariste ne l'a pas vue à la Martinique, ni M. Rochoux à la Guadeloupe, ni M. Chervin aux Antilles.

5º *Une alimentation mauvaise ou insuffisante.* — D'où l'état chloro-anémique des choréiques.

6º *L'Hérédité*, selon Elliotson ; mais MM. Rufz, Rilliet et Barthez ont une opinion contraire.

7º *Les saisons.* — MM. Rufz, Dugès, Blache, Rilliet et Barthez regardent la chorée comme plus fréquente en été ; MM. Botrel et Sée, s'appuyant sur un grand nombre d'observations, prétendent le contraire.

8° *Certaines maladies*. — Ainsi les fièvres éruptives, la pleurésie, l'érysipèle, l'épilepsie, l'hystérie, l'éclampsie, le rhumatisme, l'albuminurie, selon Bouteille et Rufz ;

Les retards, dérangements ou suppressions de menstrues (Moynier) ;

L'état nerveux ou la chloro-anémie (Sandras) ;

L'embarras intestinal (Hamilton, Bird, Copland);

Les affections vermineuses (Stoll, Bouteille, Gardien, Franck).

CAUSES DÉTERMINANTES.

En première ligne je rangerai la frayeur, qui est, et de beaucoup, la plus commune.

1ʳᵉ *Observation*. « Un jour d'émeute, en 1848, un jeune garçon parfaitement portant est *surpris* par la détonation de l'artillerie ; le soir même il est agité de mouvements involontaires. »

2ᵉ *Obs*. « Une jeune fille âgée de 10 ans est poursuivie, à l'entrée de la nuit, par un homme, au moment où elle sortait de l'école ; le *lendemain matin* elle est prise de mouvements choréiques. »

3ᵉ *Obs*. « Le 27 juillet 1833, un garçon de 11

ans entend les coups de canon tirés de quart d'heure en quart d'heure en l'honneur des morts de juillet 1830. On lui fait accroire qu'on se bat dans Paris, et que son père, qui est absent, est allé pour se battre. L'enfant est *saisi d'une grande crainte,* qui se renouvelait à chaque coup de canon, et, avant la fin du jour, il était pris de mouvements choréiques. »

4e *Obs.* « Augustin Lefebvre, qui resta, plus de 5 ans, choréique, avait vu survenir l'agitation irrégulière le soir même du jour où il était tombé dans le canal Saint-Martin : il avait eu très-froid, et surtout *très-peur.* Les accidents de ce jeune garçon prirent une exacerbation très-manifeste au moment où son père fit une grave maladie. » (Moynier, pages 92 et 93 de sa thèse.)

5e *Obs.* « Une jeune fille est surprise par un homme dont les organes génitaux sont en état d'érection, *elle a peur ;* elle devient choréique. » (Blache, Dictionn. en 30 volumes.)

6e *Obs.* M. Dufossé parle de deux enfants *frappés de frayeur* par l'explosion trop rapprochée d'un feu d'artifice, accès de frayeur qui fut suivi de chorée.

7e *Obs.* M. Philippe Thoumas, dans sa thèse, page 9, dit avoir vu dans le service de M. Blache, à l'hôpital des Enfants-Malades, deux jeunes filles chez lesquelles la maladie s'est déclarée manifestement *à la suite d'une frayeur*, toutes les deux pour avoir vu, l'une en février, l'autre en juin 1848, des barricades élevées et des hommes se battre. Il rapporte l'une de ces deux observations.

8ᵉ *Obs.* Une observation extraite d'un article qu'a fait paraître M. le docteur Salgues dans la *Revue médicale de Dijon*, dont il était le rédacteur en chef (11 avril 1847), commence ainsi : « Une petite fille de 3 ans et demi éprouve *une vive frayeur :* à dater de ce moment, elle est frappée des accidents propres à la chorée. »

9ᵉ *Obs.* Dans le numéro du mois de février 1843 du Journal des Connaissances médico-chirurgicales, nous trouvons une observation de chorée ayant pour titre : Chorée traitée et guérie par le chlorure d'étain, par le docteur Person, de Saint-Pétersbourg. Comme à notre article Traitement nous citerons le chorure d'étain, nous allons rapporter ici cette observation en son entier : « Une jeune fille de onze ans était atteinte de chorée, *suite d'une vive frayeur*. M. Person, après l'avoir combattue inutilement par divers moyens, se rappela que le docteur Schlesinger, de Stettin, avait préconisé le chlorure d'étain contre cette affection. Le spasme choréique se trouva calmé en peu de jours, sans la réaction de l'organisme, sans l'augmentation des symptômes et sans la sécheresse de la bouche signalées par M. Schlesinger comme étant les premiers effets de l'administration du chlorure d'étain. M. Person était pourtant arrivé au bout d'une semaine à la dose de neuf milligrammes par prise. » (Tome XI, page 72.)

10e *Obs.* M. Rougier, dans les onze chorées qu'il a traitées et guéries par la strychnine, cite l'observation de Pierre Pégay, âgé de douze ans, dont la chorée avec épilepsie reconnaît aussi pour cause *la frayeur.*

11e *Obs.* « Francesca Lépine, âgée de 5 ans et demi, d'un tempérament nerveux, enfant trèsvolontaire et capricieuse, bien portante jusque-là, tomba malade le 20 avril 1842, *à la suite d'une frayeur* que lui firent ses frères. »

12e *Obs.* « Une jeune fille de 18 ans était devenue choréique *à la suite d'une frayeur* neuf ans auparavant, etc., etc. » (Docteur Hospital, Journal des Connaissances médico-chirurgicales, tome I, page 308.)

13e *Obs.* — La treizième et dernière observation que je rapporterai de chorée causée par

la frayeur est celle que donne le docteur God-
lewski dans le Journal des Connaissances médico-chirurgicales, année 1855, page 451. Il
s'exprime en ces termes : « De quatre enfants, atteints de chorée avec hallucination, les deux garçons sont âgés, l'un de 17 ans environ, et l'autre
de 8 ans ; les deux filles ont, l'une 15 ans, et
l'autre 12. Tous ces enfants présentaient des phy-
sionomies exaltées et égarées. Lorsque le moment
du paroxysme arrivait, les mouvements des muscles de la face les rendaient hideux; ils dansaient
en criant; ils croyaient voir des objets imaginaires,
des fantômes, etc., etc. Lorsque la crise était
passée, ils redevenaient lucides et recouvraient
leur intelligence.

» Après avoir pris des notions sur cette affection
malheureuse, qui a été occasionnée *par une frayeur*
qu'ils ressentirent à la suite de la mort de leur
mère, je prescrivis à tous ces enfants les antispasmodiques et les calmants. Le plus jeune a seul
voulu subir le traitement ordonné, et se trouve
aujourd'hui complétement guéri. Les autres,
n'ayant pas suivi mes prescriptions, sont toujours
dans le même état. »

MM. Chavance et Gérard, dans leurs thèses (le
premier le 9 juillet 1852, et le second le 15 mai

1850), sont aussi d'avis que la frayeur est la cause
la plus commune de la chorée ; mais MM. Philippe Thoumas et Jules Pelay, contrairement au
plus grand nombre des pathologistes, ne partagent
pas la manière de voir la plus généralement ré-
pandue ; et le premier regarde la colère, les contrariétés, l'onanisme, etc., comme causes aussi
fréquentes de la chorée que la frayeur, puisque je
trouve, à la page 12 de sa thèse, ce passage, que je
cite textuellement : « Dans l'étiologie de la chorée,
il faut placer à côté de la frayeur les accès violents
de colère, les grandes contrariétés, surtout celles
qui sont permanentes ou se représentent souvent,
la masturbation, la suppression des règles. »

M. Jules Pelay va plus loin encore ; et comme
il s'appuie sur des noms qui font autorité dans la
science (Botrel et Guersant), cette considération
m'a engagé à insister autant que je l'ai fait sur la
frayeur, cette première cause déterminante de la
chorée, que je regarde comme de beaucoup la
plus fréquente de toutes ; cette considération
m'a, dis-je, engagé à accumuler une série de 13
observations, m'appuyant moi-même sur l'autorité de Baglivi, qui a dit : *Ars medica tota in ob-
servationibus.* M. Pelay donc, après avoir dit
qu'au nombre des causes occasionnelles invo-

quées par les auteurs il cité en première ligne la frayeur, se propose d'examiner quelle peut être son influence, et se demande si à elle seule elle peut produire la danse de Saint-Guy. Après nous avoir appris que, sur 18 malades observés par M. Rufz, onze fois les malades regardaient la frayeur comme la cause de la chorée, M. Pelay se répond : « La frayeur joue donc un rôle bien minime dans cette affection. »

Cette discussion terminée sur la frayeur, que nous regardons, et nous le répétons encore pour la dernière fois, comme la cause occasionnelle la plus ordinaire de la chorée, passons aux autres causes occasionnelles, et voyons quelle est leur valeur relative à l'égard les unes des autres.

M. Grisolle cite l'onanisme, mais le fait venir après la frayeur.

M. Chavance, que j'ai déjà eu l'occasien de citer plusieurs fois, ajoute que, sous le rapport du pronostic, c'est une circonstance très-fâcheuse qu'une semblable étiologie.

M. Victor Gérard partage cette manière de voir en ces termes : « Une des causes de la chorée les plus terribles par ses conséquences, et les plus communes, c'est l'onanisme, vice hideux, qui abâtardit l'homme et amène de bonne heure une vieillesse prématurée : heureux encore quand il n'entraîne pas à sa suite le cortége des affections les plus honteuses et les plus irrémédiables !! » Après cette cause occasionnelle, qui vient en seconde ligne après la frayeur, nous citerons le chagrin, la joie, les contrariétés, les mauvais traitements, l'abus du coït, les contentions d'esprit, une croissance trop rapide, l'imitation ; et encore cette dernière cause peut-elle être contestée, puisque l'exemple de l'hôpital des Enfants-Malades, où les choréiques sont en contact continuel avec les autres enfants, prouve que l'imitation doit avoir peu d'influence sur le développement de la chorée.

DIFFÉRENTES FORMES DE CHORÉE.

Nous ferons d'abord rentrer toutes les chorées dans deux grandes classes :

1° La chorée essentielle, *protopathica* de Bouteille ;

2° La chorée secondaire ou symptomatique, *deuteropathica* de Bouteille.

La chorée essentielle se divise, au point de vue de son étendue, en :

Chorée générale,

Chorée partielle ;

Et au point de vue de sa durée, en :

Chorée aiguë,

Chorée chronique.

Comme tout ce que nous avons dit, jusqu'à présent, a trait aux chorées essentielles, nous allons rapporter de nombreuses observations de ces chorées essentielles, tant générales que partielles, tant aiguës que chroniques ; nous parlerons ensuite de notre seconde grande classe de chorées, c'est-à-dire des chorées secondaires ou symptomatiques, ainsi que des formes spéciales de chorée que nous avons cru devoir mettre à part, pensant qu'elles méritent une description toute particulière.

1re *Observation de chorée générale.* — Le 20 décembre 1854, est entrée dans le service des femmes de M. Legroux, à l'Hôtel-Dieu, une nommée Joséphine Lefin, âgée de 16 ans, couturière, née à Paris.

Cette jeune fille, brune, petite, a l'air d'être faible et délicate.

Dès l'âge de 14 ans elle a eu une première attaque qui a duré 6 mois, et a nécessité un mois de séjour dans le service du Dr Sandras, à l'hôpital Beaujon. Elle est sortie de cet hôpital et a été à la campagne, ce qui, dit-elle, l'a guérie.

Aujourd'hui elle est en proie, depuis six se-

maines, à une seconde attaque qui l'a fait entrer au n° 11 de la salle Sainte-Marie, qui fait
actuellement partie du service qu'a pris à l'Hôtel-
Dieu M. Sandras à partir du 1er janvier 1855.
Cette deuxième invasion est caractérisée par l'embarras de la parole. Les mouvements choréiques
ont lieu dans les pieds, dans les mains et dans la
langue, qui sont continuellement en mouvement.
La malade attribue la seconde attaque de chorée
à la suppression brusque de ses règles, suppression occasionnée par la frayeur que lui causa une
personne en se cachant dans un escalier et en se
montrant à elle subitement. Aujourd'hui jeudi
11 janvier, la malade va beaucoup mieux : la
langue est moins agitée de mouvements, ce qui
fait que la parole est beaucoup plus libre ; les pieds
et les mains remuent beaucoup moins aussi, et il
n'y a pas de douleur.

Le 11 janvier 1855. Julep diac. éthéri. — 4
Vallet. — Bains sulf. — Electris. — 3 portions.

Le 12, même état. — Même prescription.

Le 13, amélioration sensible. — Même prescription.

Le 14, le mieux continue. — 4 Vallet. — 1
pil. opium de 0 gr. 05. — 3 portions.

Le 15, le mieux continue. — Plus d'embarras de la parole. — 3 portions.

A la clinique de ce jour, M. Sandras nous fait remarquer que le point principal de la chorée était, chez cette jeune fille, tous les muscles qui servent à la prononciation; que la malade va beaucoup mieux à présent; et que, comme elle était chlorotique, il l'a traitée en conséquence, c'est-à-dire par les préparations ferrugineuses.

Le 16, la malade va beaucoup mieux encore.— Même prescription.

A partir du 17, la malade continue à aller de mieux en mieux, à tel point que le 27 elle sort de l'hôpital parfaitement guérie.

2ª *Observation de chorée générale.* — Cette chorée générale, observée chez un adulte, paraît résulter d'un exercice exagéré et prolongé des muscles.

Un homme d'une cinquantaine d'années, broyeur de couleurs, exerçant cette profession depuis une trentaine d'années environ, est entré à l'Hôtel-Dieu au mois de mars 1855, dans le service de M. Sandras, au lit n° 12 de la salle des hommes. Cet homme a été pris pour la première fois, il y a sept ou huit ans, de coliques d'abord, puis de céphalalgie et de crampes dans tous les membres. Il put néanmoins encore continuer à travailler pendant plusieurs années ; puis, il y a de cela environ deux ans, il fut pris de mouvements désordonnés, choréiques, qui n'ont cessé de s'accroître jusqu'au point où on les voyait au moment où il est entré à l'Hôtel-Dieu.

Cet homme est actuellement en proie à une agitation choréique de tous les membres, qui ne lui permet de se soutenir sur les jambes et de marcher qu'appuyé contre un mur ou sur le bras d'un de ses camarades.

Au premier abord, bien que les exemples de chorée saturnine soient assez rares, on était assez naturellement porté à considérer comme telle l'affection de cet homme, et à faire remonter l'origine de sa chorée à l'intoxication plombique, à laquelle sa profession semblait naturellement l'exposer ; mais, en l'examinant plus attentivement, l'on ne tardait pas à se prendre de doute à cet égard, surtout en considérant que cet homme n'avait jamais eu de paralysie ni dans les avant-bras ni dans aucune autre région, qu'il n'avait eu des coliques qu'une seule fois, et au début de sa maladie seulement, qu'il n'avait jamais eu cette constipation opiniâtre qui caractérise ordinairement l'intoxication saturnine, enfin, qu'il ne présentait point le liseré caractéristique des gencives.

D'un autre côté, si, faisant abstraction de la matière même sur laquelle il travaillait, le plomb, on a égard à la nature de son travail, qui exigeait, pendant de longues heures consécutives, l'attitude debout et un mouvement continuel des bras, travail auquel il s'est livré presque sans aucune interruption pendant plus de vingt ans ; si l'on considère, enfin, la petite stature et la complexion frêle et délicate de cet homme, son tempérament nerveux et son état chlorotique, n'est-on pas conduit à se demander si, au lieu d'accuser le plomb d'avoir produit cette chorée, alors qu'elle n'avait donné lieu à aucun des accidents intermédiaires qui eussent dû nécessairement la précéder, il n'est pas plus naturel de l'attribuer à la fatigue continue à laquelle le système musculaire de cet individu a été soumis pendant une si longue série d'années.

Il restait, enfin, un dernier moyen d'exploration, susceptible de dissiper les doutes qui pouvaient encore rester à l'esprit relativement à la part que l'intoxication saturnine avait pu prendre au développement de cette affection : c'était l'exploration électrique.

On sait, d'après les belles recherches de M. Duchenne, de Boulogne, que chez les sujets en proie à l'intoxication saturnine les muscles affectés de paralysie ou d'atrophie ont plus ou moins perdu leur contractilité électrique. Bien que chez ce sujet il n'y eût point de paralysie à proprement parler, on pouvait certainement considérer comme telle la perturbation fonctionnelle dont ses muscles étaient frappés ; et partant, si cette perturbation était due au poison saturnin, on devait s'attendre à constater les mêmes désordres dans les propriétés organiques de la fibre musculaire.

Or il n'en a pas été ainsi : les muscles des avant-bras, des bras et de la main, soumis à l'excitation d'un appareil électro-magnétique, se sont contractés avec autant ou presque autant d'énergie que dans l'état normal.

L'irritabilité musculaire était intacte. On avait donc là un motif de plus d'exclure l'influence toxique du plomb. Ce fait est curieux, comme un exemple rare de chorée, survenu chez un homme d'un âge déjà assez avancé, sous l'influence d'un exercice musculaire exagéré, continu, et presque toujours le même pendant un grand nombre d'années.

3e *Observation de chorée générale.* — Cette chorée générale, bien caractérisée, a été traitée et guérie par le camphre. « Louis-Félix L...,., âgé de 13 ans, d'un tempérament nerveux, a toujours joui d'une bonne santé. Depuis quelques mois seulement sa mère s'aperçoit que le caractère de l'enfant, qui jusqu'à ce jour a été plein de douceur, change d'une manière notable : à la moindre observation, le jeune Félix s'emporte, puis aussitôt il tombe dans une mélancolie qu'on ne peut expliquer.

Depuis une huitaine de jours, cette inégalité de caractère augmente, et la mère s'aperçoit de quelques mouvements extraordinaires dans les membres, et de contorsions de la figure qu'elle croit être simulées.

Voyant que des paroles de douceur, puis ensuite des menaces, ne font rien pour les dissiper, elle me fait appeler le 17 août 1840.

Voici l'état dans lequel je trouve ce jeune malade : Tous les muscles soumis à la volonté sont dans un état d'agitation presque continuelle.

Le malade ne peut rester couché sur son lit ou assis dans une chaise sans faire mouvoir continuellement les membres tant supérieurs qu'inférieurs. S'il reste debout, il danse d'un pied sur l'autre, et ne peut soutenir une marche d'une dizaine de pas sans trébucher et tomber.

La tête est dans une agitation perpétuelle et portée dans toutes les directions. Les globes des yeux ne peuvent rester un instant fixés dans leurs orbites. Les muscles des joues et des lèvres sont sans cesse en action, de sorte que le malade grimace continuellement; la poitrine elle-même prend part à l'agitation générale, car l'enfant pousse à chaque instant des soupirs.

La langue est embarrassée dans ses mouvements; on a parfois peine à bien comprendre les paroles que prononce le malade, quoiqu'il parle avec la plus grande lenteur et qu'il entrecoupe ses mots. Sa mère est obligée de le faire boire et manger, et elle le surveille nuit et jour, car il a perdu complétement le sommeil. Du reste, la mémoire est fidèle, et les facultés intellectuelles sont restées dans leur intégrité : seulement le jeune Félix est irascible; il pleure et rit avec la même facilité, et montre une susceptibilité extrême. Il est devenu très-jaloux de sa petite sœur, pour laquelle il avait précédemment les plus grands égards.

Je cherche à déterminer quelle peut être la cause de cette affection. L'enfant n'a éprouvé ni frayeur, ni contrainte. Le changement de caractère que la mère a remarqué depuis quelque temps me laisse à penser que l'enfant se livre à l'onanisme. Mes questions à cet égard ne reçoivent que le déni le plus formel ; mais, quoiqu'il prétende que jamais de sa vie il ne s'est masturbé, comme depuis quelques mois il a fait la connaissance d'un petit camarade assez mal noté de ce côté-là, je ne puis que me confirmer dans l'opinion que cette maladie doit être attribuée en partie à la cause que je viens de signaler.

Le 10 août 1840, le traitement consiste dans une alimentation légère et dans les pilules suivantes :

$$\left\{\begin{array}{l}\text{Extrait valériane,}\\\text{Poudre jusquiame,}\end{array}\right\}\ \text{aa } 0,112$$

Poudre absorbante, q. s.

Pour 8 pilules, 4 par jour.

Bain tiède.

Le 19, le malade n'a éprouvé aucune amélioration : les symptômes semblent plutôt augmenter d'intensité. — Saignée de bras de 240 grammes. — Minoratif pour le lendemain.

Le 20, le sang de la saignée est peu riche encore ; le malade est plus calme. Régime léger.

Le 22, le mieux ne s'est pas soutenu : le caractère de l'enfant est on ne peut plus irascible ; il se lève avec emportement, et menace de se jeter par la fenêtre dès qu'on le contrarie; la face est légèrement injectée.

Il se plaint d'une légère douleur à la partie supérieure du crâne, et surtout vers l'occiput; il y a eu ce matin une légère hémorrhagie nasale.—Saignée du bras de 240 gram.; bain de pied simple.

Le 24, nulle amélioration; le sang de la saignée offre beaucoup de sérum.

> Camphre. . . . . 1 gram.
> Extrait d'opium 0,01
>> Pour 12 pilules, 4 par jour.

Liniment sur le trajet rachidien avec :

> Camphre. . . . 6 gram.
> Huile d'olives. 30

Le 27. Dès le 25 il y a eu une amélioration prononcée, et le malade a pu jouir pendant plusieurs heures d'un sommeil paisible.

> Camphre. 1,50
> Extrait gom. d'opium. 0,1
>> Pour 12 pilules, 4 par jour.

Liniment camphré déjà prescrit.

Le 30, le malade est dans un état plus satisfaisant encore, les soupirs sont plus rares, les yeux et les joues sont moins agités, la prononciation est plus claire et moins lente. — Même prescription.

5

Le 2 septembre, l'amélioration se soutient. — Mêmes pilules, et de plus :

Camphre, 4 gram., pour cinq paquets; 2 par jour en lavements.

Le 5, les mouvements des membres inférieurs sont moins prononcés; léger ptyalisme, douleur dans les mâchoires, apparition de quelques papules de lichen sur la partie inférieure de la joue droite.

Vésicatoire à la nuque avec application de la poudre suivante :

Sulfate de morphine. 0,05
Camphre.......... 1,50

Pour 5 paquets, 1 le matin et 1 le soir.

Le 10, mieux plus prononcé; le sommeil est comme dans l'état de santé. — Même prescription, plus 6 décigrammes d'extrait de quinquina par jour.

Le 13, le malade a commencé à manger seul, et a pu faire une assez longue promenade avec le secours du bras de deux personnes; son caractère n'est presque plus irascible. — Même prescription.

Le 17, le malade est très-bien; on ne remarque plus que quelques légers mouvements dans les membres; son caractère est redevenu doux; la parole est beaucoup moins embarrassée, les forces reviennent, et l'enfant peut faire par jour deux promenades assez longues. — Continuation des paquets de morphine et de camphre, mais seulement un le soir.

Le 20, le malade est guéri, il commence ses travaux habituels. » (Jules Thibaut, officier de santé à Nantes.)

4e *Observation de chorée générale.* —M. Thys, considérant, ainsi que Giacomini, le camphre non pas comme un stimulant, ni comme un antispasmodique, mais comme un hyposthénisant des plus marqués, a traité et guéri par ce médicament un malade affecté au plus haut degré de chorée générale, qui était dans un état habituel d'insomnie, et dont la maladie avait résisté à divers médicaments, entre autres à l'asa fœtida. M. Thys prescrivit, le 6 octobre, 10 paquets de poudre de camphre de 2 grains chacun, à prendre de deux heures en deux heures. Un commencement d'amélioration s'annonça au bout de deux jours par le retour du sommeil, mais elle ne fut bien prononcée qu'au bout de huit jours. Le camphre fut continué jusqu'au 13 novembre, époque où la guérison était bien confirmée. L'enfant avait pris en tout 190 grains de camphre.

5e *Observation de chorée générale.* —Le Bolletino delle scienze mediche della Società medico-chirurgica di Bologna rapporte que le docteur Antonio Zappoli a guéri une chorée générale dans les circonstances suivantes : « Un jeune paysan, doué d'une bonne constitution, ne comptant aucune maladie héréditaire dans sa famille, se trouva tout à coup pris d'une chorée générale si intense que tous les muscles à la fois étaient livrés aux mouvements les plus bizarres et les plus désordonnés. Toutes les fonctions s'exécutaient d'ailleurs bien ; le malade ne se plaignait que d'un peu de pesanteur et d'une sensation pénible siégeant constamment à la nuque et le long de la colonne vertébrale. Comme le malade avait mangé une grande quantité de noix avant le développement de la chorée, et comme cette dernière s'était d'ailleurs développée sans cause appréciable, M. Zappoli débuta par l'emploi des purgatifs. Il fit d'abord prendre à son malade du jalap et du calomel ; il associa plus tard à ce dernier de la santonine, ce qui provoqua des évacuations alvines abondantes, et plusieurs fois aussi la sortie de vers ascarides lombricoïdes ; mais la chorée ne s'en trouva nullement modifiée. Après avoir néanmoins employé la médication anthelminthique jusqu'à ce qu'il n'y eût plus de vers dans les selles, M. Zappoli eut recours à divers agents modificateurs du système nerveux. La morphine, l'opium et la racine de valériane ne procurèrent aucun résultat. L'auteur s'adressa alors au camphre : il fit prendre tous les jours à son malade un scrupule (1,30 gram.) environ de camphre, associé à quelques grains de poudre de valériane et d'asa fœtida. La chorée se trouva sensiblement diminuée dès le troisième jour de l'administration de ces nouveaux agents ; la dose de camphre fut doublée, et l'amélioration continua à faire des progrès.

Comme il pouvait y avoir du doute sur la part d'action relative des trois substances qui composaient la médication, M. Zappoli n'administra plus que le camphre et en augmenta progressivement la dose.

Le malade se trouva complétement guéri après dix-huit jours de traitement, la chorée ayant duré en tout soixante jours. Il avait pris 500 grains, ou 25 à 30 grammes de camphre. » (Journal des Connaissances médico-chirurgicales, tome XVI, page 122, juillet 1847.)

6e *Observation de chorée générale.* — « Une jeune fille de 11 ans, délicate, maigre, à tissus mous, est malade d'une chorée générale depuis deux ans ; tout son système musculaire est sans cesse agité par la cause inconnue qui trouble l'harmonie de son action; le côté droit est cependant plus malade que le gauche. Aucun repos pour cette malade. Est-elle sur son lit, elle en est renversée par des mouvements anormaux; est-elle debout, elle s'agite dans mille sens divers, et le repos est chose impossible pour elle; son intelligence est d'ailleurs très-affaiblie, et sa parole monosyllabique. Point d'émissions sanguines n'étaient applicables chez un tel malade; sujet indocile, il eût très-promptement repoussé les purgatifs drastiques. On lui prescrivit, mais sans succès, l'extrait alcoolique de noix vomique, la strychnine, les bains sulfureux, le protoxyde de zinc.

C'est alors que nous pensâmes à administrer l'extrait aqueux d'opium. Dans son emploi, nous allâmes toujours progrediendo, pour mieux en étudier les effets. Au bout de peu de jours, la malade en prenait 30 centigrammes en 24 heures en trois doses.

Sous la puissance de ce remède, la chorée disparut rapidement, l'intelligence revint, et cette enfant, désormais très-docile, aime et recherche le travail. » (M. Salgues, n° 12 de la Revue médicale de Dijon, juillet 1847.)

7e *Observation de chorée générale.* — Mademoiselle Camélia-Véronique Ritz, sans profession, âgée de 19 ans, est couchée au n° 7 de la salle Sainte-Martine, le 10 janvier 1854. Elle a eu, il y a deux ans, une première attaque, qu'elle attribue, comme le n° 11 de la salle Sainte-Marie, qui fait le sujet de ma première observation, à une suppression des règles due à une frayeur causée parce que, dit-elle, le pied lui a tourné en descendant d'un omnibus. Cette première attaque a été traitée et guérie par des bains sulfureux, des bains alcalins, et des potions éthérées. Cette jeune fille, forte, grande et brune, atteste bien plutôt un tempérament sanguin, ou tout au moins lymphatico-sanguin, qu'un tempérament lymphatique ou nerveux.

Elle a tout le côté gauche malade.

Le 11, à la visite, M. Sandras prescrit : Julep diac. éthéré.—4 pil. vallet.—Elect.—3 portions.

Le 12. Même état. — 4 pil. vallet. — Bains savonneux. — 3 portions.

Le lundi 15, *leçon clinique :* — Chez cette malade, la sensibilité de tout le côté gauche, et plus particulièrement de l'épaule, est exagérée, moins cependant maintenant que lors de son entrée à l'hôpital.

L'estomac est douloureux ; la parole est libre, n'est pas embarrassée comme avant. Les mouvements choréiques diminuent de leur côté, et l'état général devient satisfaisant. Je prescris ce matin : 6 pil. de Vallet. — Magnésie, 4 grammes. — 1 pil. d'opium de 0 gr. 05. — 3 portions.

Le mardi 16, la malade a une névralgie dentaire causée par une dent cariée ; je lui extrais sa dent, et la névralgie disparaît. Elle est très-impressionnable à l'électricité ; et comme, chargé du service de cette salle, c'est moi qui l'électrise, je puis constater par moi-même les cris affreux qu'elle pousse aussitôt que j'applique sur ses cuisses et sur ses bras les éponges mouillées, et que je fais tourner par l'infirmière de la salle la manivelle de la machine électrique. J'électrise les deux membres gauches atteints de chorée, et je produis des mouvements.

Le 17. Même état. — Même traitement.

Le 18 et le 19. Un peu d'amélioration. — Même traitement.

Le 20. La sensibilité n'est plus aussi exagérée ; M. Sandras supprime en conséquence la pilule d'opium. Pour le reste, même traitement.

La malade va de mieux en mieux, et l'état général est très-satisfaisant.

Le 22. La malade prend un bain sulfureux, et va encore mieux.

Enfin, le 25, elle demande son exeat, et sort complétement guérie. Habitant le même quartier que cette jeune fille, j'ai eu occasion de la rencontrer assez souvent depuis sa sortie de l'hôpital, et elle m'a toujours affirmé que sa guérison ne s'était pas démentie.

8e *Observation de chorée générale avec perte du langage articulé.* — « La femme qui fait le sujet de cette observation, âgée de trente ans, nerveuse et irritable, avait été soumise à de nombreuses émissions sanguines par suite d'une affection gastro-rhumatismale à laquelle avait succédé une hydropisie générale.

Cependant elle avait, depuis quelques années, recouvré la santé, lorsque des chagrins amenèrent un trouble dans les menstrues et quelques symptômes d'affections pulmonaire et abdominale. Un traitement rationnel les dissipa bientôt.

Le 22 février, elle fut prise des symptômes suivants : Elle sentit tout à coup une sensation de chaleur vive à la tête, puis elle dit ne voir que la moitié des personnes qui l'entouraient ; elle balbutia, et finit enfin par ne pouvoir plus articuler aucun son ; les sens internes étaient complétement intacts. On pratiqua à l'instant une saignée qui fut renouvelée deux heures après; la parole revint alors incomplétement, et la malade put dire qu'elle éprouvait une sensation de chaleur brûlante à la plante du pied droit, et de torpeur aux articulations supérieure et inférieure du même côté.

On appliqua vingt-quatre sangsues au côté gauche du cou ; le sang coula abondamment toute la nuit, ce qui amena quelques syncopes.

Au bout d'une quinzaine de jours, pendant lesquels on avait mis en usage les saignées générales et locales, les purgatifs, la morphine, etc., les symptômes, consistant spécialement en mouvements convulsifs des membres et dans le balbutiement, s'améliorèrent, et la malade put se tenir assise sur son lit. Mais (chose bien remarquable!) à peine avait-elle pris cette position, qu'elle commençait à balbutier assez fortement, et ce balbutiement cessait lorsqu'elle reprenait la position horizontale.

Cependant ce phénomène disparut avec les autres, et de tout cela elle n'accusait plus qu'un sentiment de faiblesse vers la région du sacrum. Alors elle fut transportée à Milan dans une voiture, où elle se trouvait à peine depuis une demi-heure, qu'elle perdit complétement la parole. Deux jours après, la faculté d'articuler les sons revint, mais avec le balbutiement, qui lui-même céda à la position horizontale.

La malade fut bien pendant quelques jours ; mais, de nouvelles souffrances morales étant venues la tourmenter, tous les phénomènes morbides énumérés précédemment reparurent, quoique à un degré moindre. Les sinapismes, les vésicatoires, les pédiluves, les purgatifs, la morphine (qui pouvait à peine calmer les mouvements musculaires pendant quelque temps), l'opium, l'asa fœtida, l'arnica, la fleur de zinc, etc., furent successivement mis en usage, mais avec désavantage, car à l'augmentation des phénomènes se joignit une forte constipation suivie bientôt de selles mucoso-sanguinolentes, avec d'autres signes d'irritation gastro-intestinale, qui cependant se dissipèrent bientôt par des émollients et des rafraîchissants.

C'est alors que la malade entra à l'hôpital le 4 mai, soixante-onzième jour de la maladie. Elle offrait l'état suivant : tête indolente, facultés intellectuelles saines, langue couverte d'une légère couche de mucus blanchâtre, sans rougeur à la pointe ni sur les côtés ; appétit faible ; parole tantôt impossible, tantôt balbutiante; respiration assez libre; tremblement de tout le corps, et surtout des extrémités inférieures, plus fort la nuit que le jour; impossibilité de marcher sans appui, à cause de la vacillation et des mouvements irréguliers des jambes; suppression des menstrues; abdomen indolent; ventre libre; chaleur vive par tout le corps; peau sèche; pouls fréquent, dur, contracté. On reconnut une danse de Saint-Guy.

Le 5 et le 6 mai, on employa la digitale et la décoction de tamarin; on fit une abondante saignée, et on appliqua vingt-quatre sangsues le long de la colonne vertébrale. Les symptômes nerveux diminuèrent; mais le pouls devint irrégulier, ce qu'on attribua à la digitale; on la suspendit. Du 7 jusqu'au 13, on donna à l'intérieur le prussiate de fer, en augmentant graduellement la dose, et on fit cinq saignées.

Les symptômes diminuèrent encore; la peau devint humide, la chaleur plus douce, le pouls plus large et moins dur, le balbutiement moins fréquent, les tremblements convulsifs moins violents; mais il se manifesta une tendance au vomissement, de légères ardeurs d'estomac et de la constipation. Ces symptômes, attribués à l'usage du prussiate de fer, le firent suspendre.

Du 13 au 16, on administra de légers purgatifs,
la magnésie, et les émulsions amères avec l'eau
distillée de laurier-cerise. Le ventre redevint libre,
les ardeurs d'estomac et les nausées cessèrent.

Du 17 au 25, on reprit le prussiate de fer ;
dans l'espace de 14 jours environ, la malade en
consomma quatre-vingts grains. En outre, on lui
fit deux saignées, et on appliqua douze sangsues
à la vulve, pour rappeler les menstrues supprimées. Ce dernier effet ne fut pas obtenu. Le traitement employé jusqu'alors avait bien procuré
quelque amélioration, mais on pouvait plutôt l'attribuer aux saignées qu'au prussiate de fer ; et
comme la maladie avait présenté quelques phénomènes d'intermittence, on voulut recourir à la
quinine. Du 26 mai au 6 juin, la malade prit deux
gros environ de sulfate de quinine. Les exacerbations et les rémissions furent moins fréquentes ;
mais l'effet du médicament ne fut pas assez sensible pour oser le continuer plus longtemps, alors
qu'il pouvait déterminer d'autres désordres.

Du 6 juin jusqu'au 13, on essaya les fleurs de
zinc. La malade en prit environ deux gros ; mais,
aucune amélioration n'en ayant résulté, on aban-
donna encore ce moyen.

Du 14 au 21, on se contenta de donner de légers purgatifs et de faire une saignée du bras; les fonctions gastriques se rétablirent bien, mais les symptômes nerveux persistèrent.

Du 22 au 30, on renonça à tous les moyens employés jusqu'alors, et on ordonna quelques grains de tartre stibié dissous dans beaucoup d'eau à prendre en plusieurs fois, et l'application de la glace le long de la colonne vertébrale. La malade éprouva de ce dernier moyen un soulagement notable.

Dans le mois de juillet, aux applications de glace on joignit les immersions brusques et courtes du corps dans l'eau froide. On répétait ces immersions deux fois par jour, et jusqu'à ce que toute la surface du corps fût notablement refroidie. On donnait à l'intérieur des limonades, des purgatifs doux, des émulsions amères avec quelques grains d'extrait de jusquiame. Vers la fin du mois, excepté quelques mouvements irréguliers des jambes et un léger balbutiement, il ne restait presque aucun symptôme; la nutrition et les forces étaient dans un état très-satisfaisant.

Du 1er août jusqu'au 20, on substitua aux immersions les bains froids, d'abord d'un quart d'heure, puis d'une demi-heure. Le balbutiement allait toujours en diminuant, et cessa enfin tout à fait. Il ne restait plus qu'un léger tremblement dans les jambes, qui n'empêchait la malade ni de marcher, ni de se tenir debout.

Alors, pour consolider cet état satisfaisant et achever la guérison, on lui administra l'extrait aqueux de noix vomique, en commençant par une dose de deux grains, et augmentant toujours jusqu'à ce qu'elle en prit quatorze grains par jour; en sorte qu'elle en consomma un gros et demi. Dès ce moment, la nutrition et les forces furent dans le meilleur état, et la malade put retourner chez elle, délivrée de toute espèce de symptômes morbides.

On voit dans cette observation que cette femme obtint d'abord de l'avantage des saignées générales et locales; qu'ensuite on fut obligé d'être plus réservé sur ce moyen, pour ne pas trop affaiblir les forces et la nutrition; que le prussiate de fer, le sulfate de quinine et la fleur de zinc ont eu peu ou point de succès; et qu'enfin les applications de glace et les bains d'eau froide, s'ils n'ont pas été les seuls moyens de guérison, ont au moins été les plus efficaces, à tel point que neuf ou dix jours d'application continue ont suffi pour constater les meilleurs effets, et que ce sont eux qui en dernier résultat ont amené la maladie à son terme. » (*Giornale analitico di medicina*, nov. 1828. — Dr Ferrari.)

9e *Observation de chorée générale.* — « P. H., âgée de quatorze ans, entre le 23 janvier 1853 à l'hôpital des enfants ; elle est placée à la salle Ste-Anne.

Nul renseignement sur la santé antérieure de cette jeune fille, qui s'exprime difficilement, et dont l'intelligence paraît très-bornée, ni sur l'époque précise de l'invasion de la chorée. L'enfant est grande, bien développée, pas encore réglée ; elle ne porte pas de trace d'affection strumeuse.

A son entrée, mouvements involontaires très-violents, ayant pour siége les membres et la langue ; la marche est impossible ; il y a quelques contractions involontaires dans les muscles de la face. On ne remarque point que l'un des deux côtés de la face soit notablement plus agité ou plus faible que l'autre. Lenteur du pouls (56, 60 pulsations par minute), qui est en même temps inégal et irrégulier ; de temps à autre on observe même des intermittences véritables. Souffle léger, accompagnant le premier bruit du cœur ; souffle continu avec renforcement dans les deux régions carotidiennes.

Jusqu'au 6 février, on avait administré à cette

malade trois bains sulfureux, et elle avait pris tous les jours une pincée de poudre composée de magnésie, fer réduit et quinquina. Aucun changement n'était survenu.

On supprima ce traitement, et on employa la gymnastique. Séances le 5, le 6 et le 7. Le 8 février, les leçons de gymnastique sont interrompues à cause d'un malaise général accusé par la malade. Cet état prend bientôt les caractères de l'invasion d'une variole légère qui paraît le 11. L'éruption est très-discrète, et se termine sans accidents le 16 février. Avant et après l'éruption, la malade n'a pas cessé d'avoir des mouvements assez prononcés.

Le pouls est resté toujours inégal et intermittent.

Dans la convalescence de la variole, il survient successivement au bras droit et au bras gauche des traînées d'angioleucite ayant pour point de départ deux petites écorchures, l'une au médius de la main droite, l'autre à l'index de la main gauche.

La langue est très-rouge et sèche; chaleur vive de la peau; pouls à 96, 100.

Cataplasmes, bains de bras, huile de ricin.

Cette complication disparaît le 20 février.

Les mouvements choréiques, qui avaient beau-

6

coup diminué dans le cours de l'angioleucite, cessent entièrement à l'époque de la convalescence.

La guérison se maintient jusqu'au 27 février, jour où la malade quitte l'hôpital. Le 26 elle avait eu ses règles pour la première fois.

Les seuls phénomènes qui persistent sont l'inégalité du pouls et le bruit de souffle chlorotique. » (Axenfeld.)

10e *Observation de chorée générale.* — « R. (Thérèse), âgée de onze ans, enfant d'une excellente constitution, n'ayant eu ni convulsions ni d'autres maladies nerveuses, procédant de parents sains et qui n'ont jamais eu de rhumatismes, malade pour la première fois depuis quinze jours environ, sans cause appréciable.

Les parents ne peuvent donner que très-peu de renseignements sur le développement graduel de l'affection. Ils ont aperçu chez leur enfant des mouvements involontaires qui ont été en augmentant chaque jour, sans cependant qu'il y ait eu chute ni claudication.

Les muscles de la face sont exempts de mouvements; tous les autres sont agités de mouvements incessants, irréguliers; la parole est embarrassée, la déglutition difficile; point de prédominance de mouvements d'un côté du corps. La malade sent également bien à droite et à gauche le contact des objets, la douleur, etc.

Caractère doux, égal; l'intelligence paraît assez développée; rien au cœur.

Soumise depuis son entrée au traitement exclusif par la gymnastique, Thérèse fut prise le 12 février des prodromes ordinaires de la rougeole, suivis le 14 d'une éruption considérable; elle demeure au lit jusqu'au 24 février. La chorée ne fut point influencée par cette pyrexie.

Dans son lit, la malade avait des mouvements tellement violents, qu'il a été impossible de lui tâter le pouls ou d'examiner sa langue pendant tout le cours de la maladie.

Lorsque la convalescence commença, loin de diminuer, l'agitation choréique devint plus forte que jamais.

Comme l'enfant conservait un peu de bronchite, elle ne reprit ses leçons de gymnastique que le 28 février.

Quinze jours après, on remarquait une amélioration des plus évidentes; il ne resta bientôt plus qu'un léger embarras de la parole et quelques mouvements dans les pieds et les mains.

Ces derniers symptômes disparaissent à leur tour, et le 30 mars 1853, cinquante-deux jours

après son entrée, trente-deux jours après la reprise
du traitement interrompu, l'enfant quitte l'hôpital
complétement guérie. » (Axenfeld.)

11e *Observation de chorée générale.* — « Le
30 mars 1847, Louise Monteillet se rend chez moi
accompagnée de sa mère ; elle est âgée de vingt
ans, habituellement bien portante, forte, sanguine,
peu, mais bien réglée. Depuis deux jours seulement elle a de la céphalalgie, elle éprouve des
tremblements dans les deux membres gauches ;
l'intelligence me paraît intacte. Je lui prescris des
infusions de feuilles d'oranger, des bains tièdes,
et, s'il ne survient pas d'amélioration, une saignée.

Le 31, je suis appelé près d'elle ; elle ne va pas
mieux ; elle réclame la saignée, je la lui pratique.
Dans la soirée, elle demande à sa mère pour quel
motif elle porte une bande à son bras ; elle ne se
rappelle ni la saignée du matin, ni la visite qu'elle
m'a faite la veille ; enfin, elle ne se rappelle pas
m'avoir vu. Du reste, elle souffre moins de la tête;
ses membres sont moins agités.

Le 1er avril, l'amélioration continue ; elle se
rappelle très-bien et la saignée de la veille, et sa
visite dans mon cabinet.

Le 2, même état.

Le 3, la malade croit me voir pour la première fois ; des mouvements convulsifs sont survenus, faibles et rares dans la jambe gauche, mais continus dans le bras du même côté ; la face et la langue sont agitées de mouvements continuels ; la malade laisse tomber fréquemment ce qu'elle tient dans la main droite.

Prescription . Bains froids, infusions de valériane, pilules de Méglin.

Le 4, la malade se rappelle m'avoir vu la veille ; du reste, même état.

Prescription d'une application de sangsues qui n'est pas faite.

Le 5, elle est agitée, se remue sans cesse ; elle ne répond pas aux questions qu'on lui adresse ; elle parle, pleure et se fâche sans motifs ; les mouvements choréiques sont les mêmes. — Même prescription.

Les 6, 7 et 8, il survient une amélioration progressive.

Le 9, elle est beaucoup mieux ; elle a pu se lever et faire elle-même son lit. — L'amélioration se maintient jusqu'au 18.

Le 19, elle est dans une agitation épouvantable ; elle frappe sans cesse son lit avec sa tête ; ses mains, ses pieds, ses mâchoires, sont sans cesse en mouvement; la face est colorée, la peau chaude, le pouls plein.

(Saignée de quatre palettes, potion opiacée, camisole de force.)

Dans le jour, le calme se rétablit un peu; la nuit, il survient quelques moments de sommeil interrompus par quelques mouvements désordonnés des membres.

Le 20, ayant entendu quelques réflexions imprudentes sur la camisole de force, elle réclame impérieusement qu'on l'en débarrasse, alléguant qn'elle n'est point folle. Les mouvements choréiques continuent. (Bain froid.)

A la sortie du bain, elle a eu une demi-heure d'un sommeil calme et tranquille. A son réveil, l'agitation reparaît.

Immersion pendant quelques secondes seulement dans un bain froid; potion opiacée.

Le 21, elle a eu quelques petits sommeils; l'agitation est bien moindre; la tête, le tronc et la jambe gauche sont calmes; les autres membres sont peu agités. Les mouvements convulsifs ne se remarquent bien qu'à la face. Même prescription.

Le 22, les règles ont paru; même état que la veille. On cesse toute médication.

Le 23 au matin, la scène a bien changé. Pendant toute la nuit, la langue a été sans cesse mordue par les dents, sans qu'on ait pris aucun moyen pour prévenir cet accident ; la langue est violacée, d'un volume énorme ; les glandes sous-linguales et sous-maxillaires ont tellement augmenté de volume, que la langue en est projetée en arrière, et que la circulation cérébrale en est gênée.

Que faire en pareille occurrence ? La trachéotomie pouvait être indiquée ; mais l'agitation de la malade n'aurait pas permis une opération aussi délicate. Je prescrivis une application de dix sangsues de chaque côté du cou, ce qui n'empêcha pas la mort par asphyxie de survenir dans la journée. » (Docteur Mavel, d'Ambert.)

12e *Observation de chorée générale.* — « X. (Eugénie), âgée de 12 ans et demi, est entrée à l'hôpital le 25 juin ; elle est d'une bonne constitution, d'un tempérament lymphatique ; elle a été prise, il y a douze jours, sans cause appréciable, de mouvements choréiques. La chorée est généralisée ; grimaces continuelles ; la malade peut encore marcher, elle mange seule, sans secours ; les mouvements sont plus désordonnés aux moindres émotions. Frictions avec 10 gouttes de teinture alcoolique de noix vomique dans une cuillerée d'eau tiède ; ces frictions sont pratiquées le long du rachis.

Le 28, loin de diminuer, les mouvements augmentent, l'enfant ne peut se tenir dans son lit, elle se renverse par terre ; les membres sont couverts de contusions; la tête est échevelée ; l'enfant pousse des cris, des sanglots, sans répandre de larmes; cette agitation est continuelle; elle cesse à peine pendant le sommeil, et augmente aux moindres questions qu'on adresse à la malade. Toutes les autres fonctions s'exécutent bien. M. Guersant fait suspendre les frictions, ou les remplace par les bains frais.

Le 2 juillet, l'enfant refuse les aliments, n'a pas d'appétit, a encore un peu de céphalalgie, pas de sommeil ; le désordre est extrême.

Le 9, un peu plus de calme; mais pendant la nuit l'agitation reparaît. Vers cinq heures du matin, la malade a pâli, puis la face s'est colorée. A sept heures, au moment où nous la voyons, la face est colorée, les conjonctives injectées; les pupilles sont très-dilatées, les mouvements beaucoup apaisés, et ne sont plus que des soubresauts qui se manifestent d'intervalles en intervalles ; respiration anxieuse, pouls insensible; mort à 9 heures du matin.

Nécropsie le 10, à dix heures du matin. — Roideur cadavérique, taches violacées, écorchures nombreuses à la partie inférieure du dos ; arachmoïde injectée, surtout sur les parties latérales du cerveau ; aucune trace de pus ni de sérosité dans la pie-mère ; l'arachnoïde se détache partout avec facilité de la surface du cerveau ; substance cérébrale ferme et sablée ; ventricules peu dilatés : ils contiennent tout au plus deux petites cuillerées de sérosité ; cervelet ferme et injecté.

La moelle épinière n'offre ni ramollissement, ni endurcissement, ni même aucune injection : elle est parfaitement normale dans toute son étendue. Cœur d'un volume ordinaire, flasque, mou, rempli par du sang noir. Les gros vaisseaux qui arrivent au cœur sont aussi distendus par du sang très-noir ; la tunique de l'aorte n'offre aucune coloration ; poumons sains : il y a engorgement, mais sans traces d'hépatisation ; bronches très-violacées. Le tube intestinal ne présente rien de remarquable. » (Moynier.)

13e *Observation de chorée générale.* — « Le nommé Pierre R..., âgé de 55 ans, entra dans le service que dirigeait alors M. Cazenave (en février 1854), à l'asile de Pau, avec tous les signes d'une danse de St-Guy des plus caractérisées, et coïnci-

dant avec un affaiblissement des facultés intellectuelles et affectives. Cet homme, d'une constitution grêle et sèche, d'un tempérament nerveux
légèrement sanguin, avait toujours eu une con-
duite régulière et n'avait jamais fait abus des boissons alcooliques. Il ignorait l'époque à laquelle
remontaient les premiers symptômes de sa maladie. Voici quel était alors l'état de ce malheureux :

Tous les muscles de l'économie étaient agités
par des mouvements cloniques, irréguliers, incessants. Il n'existait pas un point de son corps qui
ne fût le siége de secousses et de soubresauts.
Tour à tour contractés et distendus, les muscles
de la face faisaient les plus étranges grimaces. La
tête était dans un balancement continuel. Les
membres inférieurs se roidissaient dans des contorsions qui neutralisaient la résistance de plusieurs
bras.

Les muscles du tronc étaient roides et contrac-
turés.

Les droits antérieurs étaient comme des barres
de fer, inflexibles.

L'état véritablement insurrectionnel des muscles
des membres supérieurs contre la volonté qu'ils
méconnaissaient, et le défaut de coordination des
mouvements, rendaient la locomotion impossible.

La préhension des objets, d'un morceau de pain par exemple, nécessitait des efforts surhumains pour le tenir et le porter à la bouche. C'était, dit M. Cazenave, un spectacle aussi curieux que navrant, que de contempler la lutte qui s'établissait dès lors entre le désir ferme et exaspéré de satisfaire sa faim, et le refus formel du bras de répondre à l'appel de la volonté. Si cette volonté restait victorieuse, ce n'était que par une sorte de surprise. Comme la station debout était impossible, Pierre R... restait assis sur une chaise; mais, participant promptement aux mouvements dont le malade était agité, le siége culbutait, et Pierre tombait à terre. Voulait-on le faire marcher, on était obligé de le tenir par les aisselles. La jambe, avant de prendre la direction voulue de se porter en avant, se dirigeait alternativement en arrière, en dedans, en dehors.

Les yeux étaient agités d'un mouvement de rotation constante.

La parole n'était qu'un son plaintif, confus, inintelligible.

La déglutition était entrecoupée, brusque, saccadée.

Au milieu de tous ces désordres, la sensibilité générale était conservée intacte; la respiration était libre ; les mouvements du cœur présentaient une régularité parfaite.

Sauf une constipation habituelle, les fonctions digestives étaient normales. Le pouls était faible et concentré.

La miction se faisait tantôt par jets saccadés, tantôt goutte à goutte. A l'analyse des urines on a trouvé une prédominance marquée des sulfates sur les phosphates, ce qui vient à l'appui des observations du docteur Bence Jones, qui attribue cette prédominance à l'agitation incessante des malades.

Enfin, contrairement à ce qui a lieu le plus habituellement dans les névroses, la maladie, pendant un an qu'elle a été observée, a constamment présenté le type continu. On a observé ce malheureux à différentes reprises pendant la nuit : le sommeil a toujours paru agité, jamais le malade n'a été un instant en repos.

Le traitement institué par M. Cazenave a été le suivant :

La constitution sèche et nerveuse du malade lui ayant paru contre-indiquer les saignées, préconisées par Sydenham et Bouteille, il a eu recours premièrement aux purgatifs, puis aux antispasmodiques, notamment à la poudre de valériane graduellement élevée jusqu'à la dose de 8 gram. par jour, puis à l'oxyde de zinc jusqu'à la dose de 80 centigram., puis au valérianate d'atropine : le tout sans le moindre succès. L'opium à 0,20 gram. par jour d'abord, porté plus tard à 0,80 gram., a paru dès les premières doses ébranler un instant la maladie dans sa marche : les mouvements convulsifs ont été un peu moins accentués ; mais la lueur d'espoir que cette amélioration passagère avait fait naître n'a pas tardé à s'évanouir elle-même. La dose élevée de 80 centigram. n'a fait que produire quelques symptômes d'ivresse, mais sans le moindre amendement dans les mouvements choréiques. Enfin, la strychnine intus et extra, les bains tièdes prolongés, les bains sulfureux, tout est également resté sans effet. Pierre R...... est mort dix mois après son entrée dans le service. (Ni le tartre stibié récemment préconisé, ni la gymnastique, ni l'hydrothérapie, n'ont été essayés chez ce malade. Mais il est douteux, vu l'excessive intensité des phénomènes et les circonstances révélées par l'autopsie, qu'ils eussent eu plus de prise que les moyens mis en usage.)

L'autopsie a révélé des particularités qui méritent d'être signalées ici. Tous les organes situés dans les cavités thoracique et abdominale étaient parfaitement sains.

Les enveloppes du cerveau étaient pâles et amincies.

La grande cavité de l'arachnoïde et les ventricules cérébraux renfermaient une quantité anormale de sérosité ; le cerveau, participant de cette pâleur, était notablement atrophié.

Les deux substances, généralement plus denses, offraient un commencement relatif de ramollissement.

Lorsque cet organe fut enlevé, au niveau du bulbe rachidien, il s'écoula du canal rachidien une quantité considérable de sérosité.

Le canal vertébral ouvert, on constata un épanchement séreux entre la dure-mère et la membrane interne de la moelle, communiquant librement avec celui de la boîte crânienne. Cet épanchement s'étendait jusqu'à la partie inférieure de la région dorsale. A partir des corps pyramidaux jusque vers le tiers inférieur de la région dorsale, la moelle épinière était ramollie d'une manière appréciable. La substance médullaire, dans toute sa moitié antérieure, était convertie en pulpe diffluente. Sa moitié postérieure présentait une densité et une résistance normales.

Cette dernière particularité révélée par l'autopsie est des plus dignes d'intérêt par son rapprochement et sa concordance avec les symptômes observés pendant la vie, ainsi que le fait très-judicieusement remarquer M. Cazenave.

En effet, d'un côté, on constate pendant la vie un désordre profond dans les mouvements avec intégrité de la sensibilité ; d'un autre, sur le cadavre, désorganisation des racines et des cordons antérieurs affectés au mouvement, avec intégrité des racines et cordons postérieurs affectés à la sensibilité. » (Journal de médecine de Toulouse.)

CHORÉE PARTIELLE.

Ainsi que je l'ai dit au commencement de mon chapitre intitulé *Différentes formes de la chorée,* je n'ai jusqu'à présent eu en vue que les chorées essentielles, tant celles qui sont générales que celles qui sont partielles, tant celles qui sont aiguës que celles qui sont chroniques.

Je dois toutefois ajouter que ce que j'ai dit s'applique plus particulièrement encore à la chorée générale qu'aux autres, à cette chorée générale qui peut occuper tous les muscles les uns après les autres avec une plus ou moins rapide généralité ; à cette chorée générale qui est la plus ordinaire, la plus commune de toutes, et de laquelle, enfin, je viens de rapporter douze observations. Je vais donc, pour ne pas m'écarter du cadre que je me suis tracé, dire quelques mots seulement des chorées partielles, et en rapporter quatre observations, dont la première m'est personnelle, la deuxième et la troisième appartiennent à Itard, et la quatrième et dernière à M. Sandras. Cela fait, j'arriverai aux chorées essentielles aiguës et aux chorées essentielles chroniques ; je rapporterai deux cas de chorée essentielle aiguë, et j'aborderai la deuxième grande classe de chorées, c'est-à-dire les chorées secondaires ou symptomatiques ; je terminerai, ainsi que je l'ai annoncé, ce chapitre par les formes spéciales de chorée que j'ai cru devoir séparer les unes des autres.

La chorée partielle « envahit seulement sur le même sujet un seul système partiel d'organes locomoteurs. Ce sera tantôt un membre seulement, les jambes, les bras, les muscles de la figure, d'un œil, ceux de la prononciation des mots ; et tantôt plusieurs de ces systèmes à la fois, ou ensemble, ou successivement. Il en résultera ou des mouvements irréguliers de ces parties, des inégalités bizarres dans leur position et dans leur direction, ou des singularités dans l'expression dont ils sont chargés : ici des soubresauts singuliers dans les

bras ou les jambes ; là des contorsions bizarres
de la figure, des clignements d'yeux involontaires;
ailleurs des mots incohérents prononcés malgré la
volonté et sans aucun rapport ni avec le discours
ni avec la pensée des malades ; là des bégayements
divers, tout différents de ceux qui tiennent à l'impossibilité, pour les malades, de mettre le système
musculaire présidant à la prononciation dans les
conditions nécessaires pour la bonne articulation
de certaines lettres ou de certaines suites de
lettres. » (Sandras, Traité pratique des maladies
nerveuses, t. II, p. 529.)

1re *Observation de chorée partielle.* — Le 25
décembre, est entrée, au n° 3 de la salle Sainte-
Monique, une nommée Augustine Leroy, âgée de
17 ans, blanchisseuse, née à Pimmers (Aisne), fille.
Cette malade était sortie, guérie d'un embarras
gastrique avec dyssenterie, de la salle Sainte-Martine, le 23 décembre, et deux jours après, le 25,
elle entrait au n° 3 de la salle Sainte-Monique
pour des mouvements choréiques. Elle avait déjà
des inquiétudes, dit-elle, dans la main gauche,
lors de son embarras gastrique.

Chez cette malade, le pied et la jambe gauches
jusqu'au genou, la main et le bras gauches, les

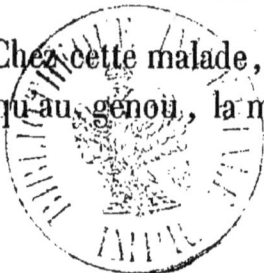

7

yeux, la langue et la face, sont agités de mouvements choréiques.

Aujourd'hui 11 janvier 1855. Céphalalgie. — Julep diacodé éthéré; 4 pilules de Vallet ; électrisation; 3 portions.

Le 12 et le 13. Même état. — Même traitement, sauf l'électrisation.

Le 14. La malade dit que sa main tremble, que son pied va assez bien, et qu'elle parle mieux; la sensibilité est normale. — On l'électrise.

Le 16. Il y a moins de mouvements dans le pied ; encore quelques mouvements dans la main ; la langue est toujours embarrassée. La malade barbouille en parlant. — Julep diacodé; 4 pil. de Vallet ; bain alcalin ; 3 portions.

A sa clinique, M. Sandras dit que l'attaque de chorée a été brusque, et a commencé par le côté gauche du corps; que les muscles de la face ont été pris, et qu'il y a eu une difficulté de prononciation que la malade conserve encore. La bouche, ajoute-il, est encore agitée de mouvements choréiques, et en parlant, la malade fait la grimace. Cette fille est chlorotique; elle a été traitée par les préparations ferrugineuses, et, sous l'influence de ce traitement, elle va beaucoup mieux.

Le 17. Tous les muscles atteints de mouve-

ments choréiques tremblent moins ; la malade va
de mieux en mieux, a la parole plus libre, et peut
lire presque sans trembler. 4 pilules de Vallet;
électrisation; 3 portions.

Du 17 au 25, même traitement; la malade continue d'aller mieux.

Enfin, le 26, elle sort de l'hôpital, sur sa demande, tout à fait guérie.

2e *Observation de chorée partielle.* — « M. de
M... était en voyage, et venait de quitter sa chaise
de poste pour faire quelques minutes d'exercice à
pied, quand tout à coup il sentit que le mouvement de ses jambes s'accélérait malgré sa volonté,
et que ce mouvement rapide, qui l'entraînait droit
devant lui, l'écartait de la direction du chemin,
qui faisait un détour en cet endroit, et se trouvait
d'un côté bordé de précipices.

La terreur que lui causait un mouvement si extraordinaire, et le danger qu'y ajoutaient les localités, le frappaient vivement.

Il voyait bien, ainsi qu'il le racontait lui-même
fort plaisamment, qu'il courait à sa perte ; mais,
poussé par une force supérieure à sa volonté, il
ne pouvait ni s'arrêter, ni se détourner, ni se jeter
par terre, ainsi qu'il en eut successivement l'idée.
Heureusement qu'après avoir franchi diagonale-

ment la partie tournante du chemin, à quelques pouces du précipice, il se trouvait toujours, en suivant la même direction, courir parallèlement à la route, ce qu'il aurait pu faire sans danger pendant quelques minutes. Mais presque aussitôt après, l'accès, après avoir duré à peu près deux heures en tout, se termina sans aucune circonstance notable qu'un grand sentiment de faiblesse, une sueur générale, et une excrétion abondante d'urine.

Quelques heures après, M. de M... n'en éprouvait plus le moindre ressentiment. Tel fut à peu près le récit qu'il me fit de ce singulier accident. Je conseillai d'appliquer périodiquement, tous les mois, 12 sangsues au fondement ; de prendre, de deux jours l'un, un demi-bain gélatineux ; d'appliquer, à l'issue du bain, des ventouses sèches le long de l'épine ; de faire usage de la poudre de valériane, à la dose de deux gros par jour ; d'abandonner tout travail de cabinet, et, comme médication principale, l'application d'un séton au cou.

Ce dernier moyen, qu'un chirurgien célèbre, consulté quelques jours avant moi, avait également conseillé, paraissait à M. de M... devoir être si douloureux et si incommode, qu'il ne put jamais s'y décider ?

Deux nouveaux accès de cette étrange maladie, éprouvés peu de temps après, à un intervalle de quelques semaines, et survenus tous les deux dans les promenades publiques, éveillèrent de nouveau ses craintes, sans diminuer sa répugnance pour l'exutoire, que je lui conseillai de nouveau. Je n'ai plus vu M. de M... depuis cette époque.

Mais il y a à peine deux ans (neuf ans après le début de la maladie) que j'ai su qu'il était à peu près dans le même état, et qu'à l'exception de ces attaques de nerfs, quoique déjà fort avancé en âge, il était bien portant, conservant toutes ses forces et toute l'intégrité de ses facultés mentales.» (Itard, Mémoire sur quelques fonctions involontaires des appareils de la locomotion, de la préhension et de la voix : *Archives générales de médecine*, 1825, tom. VIII.)

3ᵉ *Observation de chorée partielle.* — « Madame de D..., actuellement âgée de 26 ans, fut, à l'âge de 7 ans, prise de contractions convulsives dans les muscles des mains et des bras, qui, se manifestant surtout dans les moments où cette enfant s'exerçait à écrire, écartaient brusquement la main des caractères qu'elle traçait. Après cet écart, les mouvements de sa main devenaient de nouveau réguliers et soumis à la volonté, jusqu'à ce qu'un autre soubresaut interrompit de nouveau le travail de la main.

On ne vit d'abord en cela que de petits tours de vivacité ou d'espièglerie, qui, se répétant de plus en plus, devinrent des sujets de réprimande et de punition. Mais bientôt on acquit la certitude que ces mouvements étaient involontaires et convulsifs, et on y vit participer les muscles des épaules, du cou et de la face. Il en résulta des contorsions, et des grimaces extraordinaires. La maladie fit encore des progrès, et, le spasme s'étant propagé aux organes de la voix et de la parole, cette jeune personne fit entendre des cris bizarres et des mots qui n'avaient aucun sens, mais tout cela sans délire, sans aucun trouble des facultés mentales. Des mois et des années s'écoulèrent dans cet état de choses, auquel on n'opposa que de faibles remèdes, dans l'espoir des changements favorables que pouvait apporter la puberté.

Cet espoir fut complétement déçu. Mademoiselle de *** fut alors envoyée en Suisse, auprès d'un médecin qui s'était adonné spécialement au traitement des maladies nerveuses, qu'il combattait surtout par des bains de petit-lait. Soit par l'effet de ces bains, soit par l'heureuse influence du séjour et de la vie des montagnes, la maladie se dis-

sipa presque complétement ; et quand , au bout
d'un an, cette demoiselle quitta la Suisse, elle en
revint calme, brillante de fraîcheur, et sujette
seulement à quelques tiraillements visibles, mais
peu fréquents, des muscles de la bouche et du cou.

Elle fut mariée à cette époque.

Mais le mariage, au lieu de consolider et d'a-
chever sa guérison, comme on l'avait espéré, reproduisit assez rapidement sa maladie.

Il est vrai que madame de D..., n'ayant point
eu d'enfant, s'est trouvée privée des chances favorables qu'aurait pu lui offrir la résolution physique et morale ordinairement produite par la
maternité. Quoi qu'il en soit, cette affection convulsive, qui, si l'on excepte dix-huit ou vingt
mois de répit, dure depuis dix-huit ans, ne paraît
pas devoir s'user par le temps, et semble au contraire faire de nouveaux progrès. Voici quel est
son état actuel : Les contractions spasmodiques
sont continuelles, non successives, et séparées
par de courts intervalles de quelques minutes ;
quelquefois le repos est plus long, d'autres fois
plus court, et il en survient même souvent deux
ou trois qui se succèdent sans rémission. Elles
affectent surtout les muscles pronateurs de l'avant-
bras, les extrémités des doigts, les muscles de la

face, et ceux qui servent à l'émission et à l'articulation des sons.

Parmi les mouvements continuels et désordonnés qu'amènent ces contractions morbides, ceux imprimés aux organes de la voix et de la parole sont les seuls dignes de toute notre attention, comme présentant un phénomène des plus rares, et constituant une incommodité des plus désagréables, qui prive la personne qui en est atteinte de toutes les douceurs de la société, car le trouble qu'elle y porte est en raison des plaisirs qu'elle y prend.

Ainsi, au milieu d'une conversation qui l'intéresse le plus vivement, tout à coup, sans pouvoir s'en empêcher, elle interrompt ce qu'elle dit ou ce qu'elle écoute par des cris bizarres et par des mots encore plus extraordinaires, et qui font un contraste déplorable avec son esprit et ses manières distinguées. Ces mots sont pour la plupart des jurements grossiers, des épithètes obscènes, et, ce qui n'est pas moins embarrassant pour elle et pour les auditeurs, l'expression toute crue d'un jugement ou d'une opinion peu favorable à quelques-unes des personnes présentes de la société. L'explication qu'elle donne de la préférence que sa langue, dans ses écarts, paraît accorder à ces expressions inconvenantes, est des plus plau-

sibles : c'est que plus elles lui paraissent révol-
tantes par la grossièreté, plus elle est tourmentée
de la crainte de les proférer, et que cette préoc-
cupation est précisément ce qui les lui met au
bout de la langue, quand elle ne peut plus la maî-
triser. Du reste, l'état général de sa santé parait
se ressentir fortement de cette longue affection
convulsive, comme le prouvent un amaigrissement
croissant et la pâleur du teint, bien que les fonctions digestives n'aient pas notablement souffert.

L'influence de la maladie sur l'état du moral
est encore plus sensiblement marquée, et l'on
observe ici, comme dans toutes les névroses de ce
genre excessivement prolongées, une grande mobilité dans les idées, et une légèreté d'esprit et de
caractère qui n'appartiennent qu'à l'extrême jeu-
nesse et qui résistent aux révolutions de l'âge. »
(Itard, Mémoire sur quelques fonctions involontaires des appareils de la locomotion, de la préhension et de la voix : *Archives générales de médecine,*
1825, tome VIII.)

4ᵉ *Observation de chorée partielle.* « Dans la
famille, aucun précédent d'épilepsie ni de paralysie; enfant, le malade n'a point eu de convulsion.

A 20 ans, accidents syphilitiques, gonorrhée
avec chancres,

De 20 à 25 ans , il est soldat ; deux fois des accidents syphilitiques ; il se fait soigner en ville, sans en prévenir le médecin de son régiment.

A 25 ans , il quitte le régiment pour se faire marchand.

De 25 à 30 ans , plus de nouveaux accidents syphilitiques ni d'accidents secondaires ; il ne reste aucune trace des syphilis antérieures.

A 30 ans , le malade est fort, robuste , très-actif, d'un tempérament sanguin nerveux , les cheveux noirs, les yeux bleus, doué d'une grande énergie , secondée par une solide constitution. Cette année , il apprend tout à coup la mort de son père, qu'il aimait beaucoup ; l'émotion fut si vive qu'il tomba en syncope , il revint à lui avec une violente douleur de tête.

Durant 5 ans, douleurs de tête continues, atroces ; toute la masse encéphalique est doulou-reuse, sans que cette douleur se localise dans un point du cerveau plutôt que dans un autre ; cependant l'hémisphère gauche semble souvent plus endolori. Vers la fin, la douleur devient plus intense à la partie postérieure et inférieure, vers le cervelet et vers le trou occipital, sans s'irradier le long de la moelle, sans dépasser la boîte osseuse formée par les os du crâne. Durant le jour , le malade s'occupait de commerce, mais d'une façon irrégulière : il ne pouvait fixer son attention sur rien ; il ne pouvait se livrer à un travail suivi ; quand la douleur s'exaspérait par trop, la nuit il se couvrait la tête de glace, le lendemain il revenait un peu plus tranquille à ses affaires.

Au bout de cinq ans, survient une névralgie du côté gauche de la tête, qui s'étend à l'oreille et à la partie supérieure de la joue et à la tempe ; la douleur est plus intense vers le trou occipital ; le malade garde le lit ; il a du délire presque toujours ; sa mémoire s'altère, il n'a gardé qu'un souvenir vague de cette période de sa vie.

Après six mois passés dans cette atroce position, il est pris dans son lit d'une attaque. Pendant cette attaque, il perd connaissance et reste paralysé de la jambe droite, du bras droit , et de la langue sur ses deux côtés ; la paralysie est complète pour cet organe. Il reste deux mois avec son hémiplégie, les douleurs de tête, la névralgie, délirant et souffrant dans son lit.

Après deux mois de l'attaque, et huit mois de la névralgie, son état paraît s'améliorer, les douleurs diminuent, la névralgie cesse, quand tout à coup surviennent des attaques d'épilepsie.

Les douleurs de tête, qui duraient depuis près

de six ans , la névralgie, qui durait depuis huit à neuf mois , sont remplacées par l'épilepsie. Les crises épileptiques venaient d'abord quatre , cinq et six fois par jour ; le malade ne perdait pas toujours connaissance, mais quelquefois ; la figure et les paupières étaient convulsées, il y avait un peu d'écume, même lorsque le malade ne perdait pas connaissance.

Durant les trois années suivantes , la jambe guérit, devient moins roide, et obéit à la volonté , tout en conservant des mouvements choréiques ; le bras reste paralysé complétement ; la langue articule des sons tremblés et convulsifs , qui finissent par ressembler à des mots ; la mémoire des faits revient, tandis que la mémoire des mots fait défaut. Pendant cette période , le progrès est constant, l'amélioration lente, mais continue, successive ; les douleurs de tête ont presque disparu , elles ne reviennent que deux ou trois jours avant et après les attaques d'épilepsie ; la névralgie n'a laissé aucune trace ; les crises épileptiques ne paraissent que tous les mois.

A cette époque, le malade éprouve des tracasseries , des chagrins. Sous cette influence morale, les crises épileptiques redeviennent fréquentes, cinq à six par jour. Cet état dure plusieurs mois; enfin l'état moral s'améliore, parce que les tracasseries et les causes de chagrin disparaissent; la tranquillité revient, et cette tranquillité tout intellectuelle agit comme sédatif; les attaques perdent de leur fréquence et de leur intensité; au bout d'un an, le malade n'a plus de douleurs de tête, il marche assez bien, les attaques sont rares, une toutes les cinq à six semaines.

Il y a maintenant quinze ans de la syncope, dix ans de la névralgie, neuf ans et demi de l'hémiplégie, neuf ans de l'épilepsie, et six ans de la dernière rechute sous l'influence du chagrin.

Dans l'état actuel, le malade est vif, actif, il marche beaucoup; la jambe, quoique fonctionnant assez bien, reste choréique; le bras est paralysé, la partie antérieure a des mouvements convulsifs et choréiques; il y a quelques mouvements d'ensemble; la langue conserve aussi des mouvements convulsifs involontaires : de là un frémissement qui rend souvent la parole inintelligible.

L'intelligence est très-nette, la pensée se forme claire et précise dans l'intelligence, il n'y a aucune hésitation de ce côté-là. Le malade a conservé la mémoire des faits, de ses pensées, de ses sensations passées, mais il a perdu la mémoire des mots. De là une hésitation particulière : ainsi, le malade pense ; il pense bien, très-sensément ; sa pensée est claire et nette ; on la voit se peindre dans ses yeux, sur sa figure ; mais les mots lui manquent pour la formuler, et, faute de mots, il reste dans une recherche qui, au premier abord, ressemble à de l'hésitation.

Quelquefois, la pensée existant en lui, les premiers mots lui arrivent pour la rendre sensible ; mais bientôt le frémissement convulsif choréique de la langue s'en mêle, et sa phrase bien commencée finit en un bredouillement qui ne ressemble en rien à celui des bègues.

Il a oublié la valeur des lettres, il ne sait plus les rassembler, il ne peut ni lire ni écrire, il ne sait plus ni lire ni signer son nom ; cependant il suit une discussion, écoute et suit la lecture d'un journal, d'un livre, rassemble des idées, les faits émis dans le journal ou dans le livre, les résume, les comprend, les juge avec sagacité et intelligence.

Il se sert souvent de mots impropres : ainsi, en parlant à une femme, il dira *monsieur :* à un homme, il dira *madame ;* en voyant passer un cheval, il dira *oh! le joli bœuf!* ou bien *le bel homme!* En abordant quelqu'un, il voudra saluer, le mot gredin lui viendra, et il dira *gredin — gredin.*

Aussitôt le mot lâché, il l'entend, et sait fort bien qu'il dit mal, que le mot est impropre; mais *malgré lui*, d'une manière mécanique, il le répètera plusieurs fois : ainsi, causant avec une femme, il pensera *cette femme est très-bien;* tout d'un coup, le mot *bégueule* lui passe à travers le cerveau, et aussitôt de dire *bégueule—bégueule—bégueule;* il le répètera ainsi, quoique la pensée ~~soit~~ bien nette en lui, et quoiqu'il sache qu'il ne dit pas ce qu'il pense.

Il y a donc en lui deux difficultés pour exprimer sa pensée : d'abord le défaut de mots. Dans l'état normal, les mots arrivent au fur et à mesure que la pensée se forme : chez lui, au contraire, la pensée se développe entière, puis il cherche les mots; en cherchant le mot propre, il lance le premier que sa mémoire lui fournit; et il suffit que ce mot soit déplacé pour qu'il le répète plusieurs fois.

En second lieu, lorsque les mots lui viennent justes, il ne peut guère observer sa phrase; la langue frémit, s'agite, les sons ne s'articulent plus, et il est obligé de s'arrêter après cinq ou six mots, sauf à recommencer après. » (Sandras,

Traité pratique des maladies nerveuses, t. II, p. 534 à 538.)

CHORÉE AIGUE.

1re *Observation de chorée aiguë.* — « Francesca Lépine, âgée de cinq ans et demi, d'un tempérament nerveux, enfant très-volontaire et capricieuse, bien portante jusque-là, tomba malade le 6 avril 1842, à la suite d'une frayeur que lui firent ses frères.

Elle fut prise tout à coup de convulsions, d'agitation très-grande dans tous les membres; à ces premiers symptômes succédèrent des mouvements non coordonnés; la station et la progression sont devenues tout à fait impossibles.

Le médecin appelé donne pour traitement des infusions de tilleul et de feuilles d'oranger, des lavements avec l'infusion de valériane.

Le mal paraissant toujours stationnaire, le 25 avril il fit administrer un lavement avec musc 0,25 gram.; mais à peine l'enfant eut-elle pris ce lavement, qu'elle tomba dans un état de faiblesse générale si grande que les parents redoutèrent une paralysie générale. Il y avait impossibilité de parler, de remuer les membres; la tête ne pouvait se soutenir quand on la soulevait, et retombait comme un corps inerte. La jeune malade paraissait avoir la conscience de ce qui se passait autour d'elle, et annonçait ses besoins par des cris aigus.

Le 1er mai, l'enfant était toujours dans la même position quand je fus consulté. D'après mon avis, on fit des frictions le long de la colonne vertébrale avec une teinture dans laquelle on fit dissoudre du sulfate de strychnine, puis on donna chaque jour une pilule de 1/12 de grain de strychnine. Les forces semblaient revenir un peu, l'enfant soutenait mieux sa tête, lorsque, le 11 mai, je fus seul chargé du traitement de cette jeune fille, qui présentait tous les symptômes d'une chorée des plus intenses. Cette enfant ne pouvait parvenir à saisir ce qu'on lui présentait.

Les muscles de la face étaient toujours en mouvement, ainsi que ceux des membres. Je fis diviser 0,05 gram. de strychnine en 12 pilules, je lui en fis prendre trois fois par jour ; de plus, tous les jours, le soir à cinq heures, un lavement avec infusion de valériane et addition de camphre 0,20 gram. Des frictions furent faites tous les jours avec la pommade suivante :

(Axonge... 15 grammes.
(Strychnine 0,25

Le 14 mai, la jeune enfant prononce le nom de maman ; le lendemain, elle répond oui et non aux questions qu'on lui adresse ; depuis lors, tous les jours elle prononçait quelques nouveaux mots.

Le 16 mai, j'ordonne strychnine, 0,10 gram. divisés en 18 pilules, en prendre 3 par jour ; continuer tous les autres moyens.

Le 17 au soir, après avoir pris une pilule, la jeune fille est prise subitement de roideur tétanique dans tout le corps, avec craquement des articulations. Une potion légèrement éthérée et opiacée fait cesser ce phénomène, qui ne s'est pas reproduit ; les forces vont toujours en augmentant. Le 27 juin, elle est allée à pied de la place des Bernardines, plateau de la Croix-Rousse, à l'église de Fourvières, qui est sur le plateau opposé, et cela sans être en rien fatiguée. Depuis ce moment, le traitement a diminué d'énergie jusqu'au 2 juillet, époque à laquelle tout a été suspendu. Aujourd'hui février 1843, la malade va toujours très-bien.

Un mois avant de tomber malade, l'enfant était sujette à un ptyalisme continuel, qui a cessé dans tout le cours de la maladie, pour se reproduire pendant le mois de juin ; le 15 juillet, ce ptyalisme avait entièrement cessé. » (Rougier.)

2ᵉ *Observation de chorée aiguë.* — « Une jeune
fille de 17 ans, domestique, entra à l'Infirmerie
royale le 13 décembre 1852, se plaignant de la
tête, de douleurs dans les poignets, et éprouvant
des mouvements involontaires et continuels des
avant-bras, des jambes, et aussi, à un moindre
degré, de tout le corps. N'habitant Glascow que
depuis quelques semaines, on ne put se procurer
de renseignements sur sa vie antérieure : on apprit seulement qu'un mois avant de tomber malade, elle avait, dans un voyage en chemin de fer,
beaucoup souffert du froid, et qu'elle rapporta sa
maladie à cette cause. En effet, depuis ce moment,
on avait remarqué du trouble dans ses fonctions
organiques et intellectuelles ; il y avait de l'étran-
geté dans ses manières, un peu d'incohérence dans
les idées, une vivacité très-grande dans le caractère ; les mouvements parurent moins assurés, et
la malade se plaignit souvent de faiblesse et de
douleurs dans les extrémités inférieures ; ces douleurs, une dizaine de jours avant l'entrée à l'hôpital, se localisèrent dans les poignets, les cous-
de-pied et les genoux, ce qui fit admettre un
rhumatisme par le médecin de la ville.

Les mouvements irréguliers caractéristiques de
la chorée commencèrent avant l'admission à l'In-

firmerie, mais ne se manifestèrent réellement que quand les douleurs rhumatismales eûrent diminué. Les règles avaient paru une fois depuis le séjour de la malade à Glascow.

Le 13 décembre, jour de l'admission, on constata, outre les désordres musculaires, que la physionomie avait une expression vague, que les pupilles étaient naturelles, qu'il y avait de l'hésitation dans les réponses ; pouls à 96 ; rien au cœur ; langue chargée à la base, rouge à la pointe ; selles régulières. —Tartre stibié et purgatif salin.

Du 16 au 20, amélioration : les idées deviennent plus nettes et plus raisonnables, les réponses sont plus positives, la malade se trouve mieux ; les mouvements ont beaucoup diminué.

Le 20, les convulsions reparaissent avec une nouvelle intensité, surtout aux extrémités inférieures et supérieures, qui s'agitent et se contournent en tous sens. Les muscles du dos participent à cet état de convulsion générale ; de sorte qu'au moindre effort pour remuer la malade, il se produit une sorte d'opisthotonos. La face est également le siége de contorsions désordonnées ; cependant la sensibilité est conservée, et la malade peut répondre, mais d'une façon peu distincte. — Potion avec 5 gouttes d'acide hydrocyanique et 25 gouttes de solution de chlorhydrate de morphine; toutes les trois heures, 2 grammes de teinture de valériane , puis éméto-cathartique.

Le 21, la malade, à laquelle, pendant la nuit, on a administré une première fois 30 gouttes de chlorhydrate de morphine et 20 gouttes de vin antimonié, puis , pendant plusieurs heures, et d'heure en heure, jusqu'à production de nausées, 20 gouttes de vin émétique ; la malade, qui depuis trente-six heures se trouvait dans un état convulsif presque continuel, finit par s'endormir le matin vers neuf heures, et resta plongée pendant quelques heures dans un sommeil tranquille, et sans éprouver aucun mouvement; mais, vers deux heures de l'après-midi, les mouvements renaissent avec une nouvelle intensité, ils s'apaisent encore un instant sous l'influence de l'inhalation du chloroforme. (Une cuillerée à café d'heure en heure de la mixture suivante : 15 grammes d'huile de ricin, 2 gouttes d'huile de croton-tiglium, et 0,15 de calomel). Deux selles copieuses. A cinq heures du soir on commence les inhalations de chloroforme, qu'on continue pendant quatre heures. Pendant tout ce temps la malade se montre tranquille; mais l'agitation reparaît des qu'on cesse les inhalations.

Les mouvements musculaires deviennent plus fréquents, plus violents, et exigent le concours de quatre personnes pour maintenir la malade; elle paraît comprendre les questions qu'on lui adresse, fait des efforts pour y répondre, et ne parvient qu'à pousser de grands cris; enfin elle succombe épuisée, le 22, à six heures du matin, les convulsions ayant continué toute la nuit avec la plus grande violence.

Autopsie. — La tête est seule examinée. N'ayant pas aperçu, à l'inspection ordinaire, des altérations anatomiques bien tranchées, le docteur Aitken a demandé des renseignements plus positifs et des moyens d'investigation plus délicats et plus précis; il a eu recours à l'examen miscroscopique, et a comparé, comme le conseille Todd (Lond. Med. Gaz., t. xxxviii), la pesanteur spécifique des parties centrales dans les deux hémisphères, en les pesant dans l'air et dans l'eau, et dans une solution saline. Voici les résultats de ces opérations :

L'hémisphère gauche était plus volumineux, et faisait une saillie au-dessous du niveau de l'hémisphère voisin. La substance blanche du même hémisphère était décolorée et presque exsangue, tandis que la substance grise présentait une teinte plus foncée par suite d'une injection exagérée. Il n'y avait de sérosité ni dans les ventricules ni sous l'arachnoïde. La pesanteur spécifique des couches optiques et des corps striés du côté droit n'était que de 1,025, tandis que celle des parties correspondantes du côté gauche s'élevait à 1,031, en même temps que ces organes offraient, à l'examen microscopique, un très-grand nombre de vaisseaux plus ou moins volumineux et de forme variqueuse.

Le poids du cerveau était de 46 onces.

En résumé donc, on a constaté dans le cerveau :

1° Une augmentation de volume de l'hémisphère gauche ;

2° Une pesanteur spécifique plus considérable des parties centrales du même côté ;

3° Une vascularité plus grande de la matière grise, et un état anémique de la substance blanche, dans le même hémisphère.

Dimensions de la tête, du crâne et du cerveau.

Circonférence horizontale de la tête. 20 pouces 5
Circonférence horizontale du crâne
dénudé. . . . . 19 — 25
Circonférence horizontale du cerveau en place et renfermé dans la

dure-mère. . . . . .18 pouces »

Diamètre antéro-postérieur du
crâne. . . . . 6 — 75

Diamètre transversal. . . . . 5 — 25

Des altérations et des mesures précédentes, le docteur Aitken conclut que le crâne et le cerveau de cette jeune fille ne présentaient pas les dimensions normales, et d'après les lésions anatomiques observées, il n'hésite pas à rapprocher la chorée de l'idiotie et de la démence. Nous appuyant sur les propres recherches de l'auteur, nous dirons comme lui, mais en insistant davantage, que ce sujet appelle de nouvelles recherches, et qu'il n'est permis encore de tirer aucune conclusion.» (The Glascow Medical Journ., n° 1, avril 1853.)

CHORÉE CHRONIQUE.

1re *Observation de chorée chronique.* — A l'âge d'un an on s'aperçut que les mouvements du bras droit étaient irréguliers. Quand l'enfant commença à marcher, il traînait la jambe comme les choréiques; quand il se mit à parler, même désordre dans la phonation, bégayement, parole souvent incompréhensible accompagnée de grimaces.

La maladie a été constamment en progressant; la chorée est devenue générale, mais toujours plus prononcée à droite. Après une amélioration qui a permis à l'enfant de pouvoir faire une centaine de pas seul, il y a eu une rechute; la marche est maintenant impossible : les muscles sont fortement rétractés, la colonne s'incurve, les pieds bots tendent à se produire. Le système musculaire des extrémités inférieures, surtout à droite, se rétablit; la parole est toujours très-embarrassée. L'intelligence est parfaite. L'enfant, qui a maintenant seize ans, fait ses études comme un enfant de son âge; toutes les fonctions de la vie organique sont à l'état normal. » (Rilliet.)

2e *Observation de chorée chronique.*— Il s'agit dans ce cas d'une jeune fille qui, à l'âge de sept ans, à la suite d'une frayeur, fut prise de mouvements choréiques qui durèrent pendant quatre mois, et revinrent deux mois plus tard. Il en fut ainsi jusqu'à l'âge de quinze ans. Pendant ces huit années, cette jeune fille a toujours eu des alternatives de maladie et de guérison : elle n'a jamais été plus de quatre mois sans avoir des mouvements choréiques, qui paraissaient et disparaissaient sans cause connue. A l'âge de quinze ans les règles parurent pour la première

fois, et se succédèrent depuis très-irrégulière-
ment ; mais elles n'eurent aucune influence sur
les mouvements choréiqués, qui persistent encore
aujourd'hui, malgré le nombre et la variété des
médications mises en usage. (Barthez.)

Terminons ce long chapitre de la chorée essentielle en disant que cette chorée dite essentielle,
que l'on rencontre si fréquemment chez les petites filles, avec des caractères tellement tranchés
et qui lui sont tout à fait propres, et qui n'est liée
à aucune altération appréciable du cerveau ou de
la moelle épinière, constitue, quand elle apparaît
à une époque avancée de l'existence, une forme
de chorée tout à fait exceptionnelle.

En effet, les faits de chorée dans la vieillesse
sont plus rares qu'on ne le croirait d'après les auteurs. Ainsi, c'est exceptionnellement que M. Ma-
tou a observé un cas de chorée chez une femme
de 70 ans. (Revue médicale, année 1824, t. iv,
page 445.)

Pour l'âge avancé, de même que pour les deux
premières années de la vie, on a rapporté à la
chorée des convulsions choréiformes symptomatiques de quelque affection du cerveau ou de la
moelle épinière. M. Henri Roger, professeur agrégé
à la faculté de médecine de Paris, rapporte dans

le n° 140, du mardi 28 novembre 1854, de la Gazette des hôpitaux, une observation assez curieuse
de cette forme de la maladie, pour que je croie
devoir la rapporter ici dans tous ses détails.

« Mme...., âgée de 83 ans et 2 mois, demeurant rue du Faubourg-Poissonnière, est d'une
constitution aussi forte, d'une intelligence aussi
nette que le comporte son âge avancé. A part un
peu de faiblesse dans les jambes, à part des pal-
pitations qui se font sentir depuis une dizaine
d'années sans bruit anormal, sans matité notable à
la région du cœur (sans rhumatisme articulaire
aigu antécédent); à part, enfin, un peu de constipation assez opiniâtre et quelques douleurs va-
gues rhumatismales dans les lombes et dans la
continuité des membres, la santé de Mme.....
est actuellement aussi satisfaisante que possible.
Je dois rappeler pourtant que j'ai saigné Mme...,
il y a huit ans, pour une pleurésie avec épanchement du côté droit; il y a deux ans, pour une
sciatique dont l'intensité et la durée ont été mé-
diocres; et, l'année dernière, pour une congestion
cérébrale qui s'est dissipée en peu de jours.

Le 15 mai dernier, appelé auprès de Mme...,
je constate facilement l'existence d'une chorée.
C'est depuis trois ou quatre jours seulement que

Mme... a éprouvé, sans cause appréciable, sans
émotion morale vive, sans état morbide prodromi-
que, un peu d'incertitude et d'exagération dans les
mouvements du bras et de la jambe droite.

Ces deux membres sont actuellement le siége
d'une mobilité assez grande. Le bras est, à intervalles très-rapprochés, pris de mouvements
brusques et saccadés; ramené en avant par la
volonté de la malade, il est bientôt poussé plus en
avant ou rejeté en arrière par des contractions
involontaires; il exécute des mouvements bizarres, irréguliers, mal coordonnés.

Il en est de même pour la jambe, qui, bien que
reposant sur le lit, remonte par une contraction
soudaine, de telle sorte que le pied est lancé au
hasard dans des directions diverses. L'ordre du
médecin et les efforts de volonté de la malade peuvent un instant arrêter ces mouvements, mais
pour recommencer presque aussitôt. L'incertitude
et l'irrégularité des mouvements du bras augmentent encore lorsque la malade est levée : elle
peut à peine se soutenir sur ses jambes, et encore elle est forcée incontinent de se rasseoir. Elle
peut, avec de l'attention et avec un peu de temps,
arriver à manger seule.

La face n'est que légèrement grimaçante, les

muscles de la face étant agités de contractions beaucoup moins fréquentes et moins intenses que ceux des membres. La parole est presque intacte : ce n'est qu'à de rares intervalles qu'elle est entre-coupée.

Les muscles des parois du thorax et de l'abdomen ne sont point le siége de contractions particulières ; les sens ne présentent point d'altération notable ; il y a de la fatigue générale, résultant de l'exagération de la motilité ; la sensibilité générale n'est ni diminuée ni exaltée.

Il y a de la tristesse, ou plutôt de l'impatience, provoquée surtout par de l'insomnie. Celle-ci n'est pourtant pas complète, et le sommeil fait cesser la chorée. Les fonctions animales (digestion, circulation, sécrétion urinaire, etc.) s'exécutent d'ailleurs normalement.

Les détails qui précèdent suffisent pour prouver l'existence, chez Mme..., d'une chorée essentielle. Disons, sans insister davantage, que cette chorée, d'abord modérément intense, augmenta après trois ou quatre jours. Les mouvements étaient plus violents, plus incessants, toujours plus marqués, dans le bras et la jambe, et toujours à droite exclusivement.

La malade ne pouvait manger seule ; la marche était impossible, et la chorée persistait la nuit presque entière, et empêchait le sommeil. Elle dura ainsi jusqu'au 1er juin, c'est-à-dire environ deux septénaires ; elle décrut graduellement à partir de ce jour, et le 15 juin, après cinq semaines, la guérison était complète.

Il n'y eut, du reste, à noter aucune atteinte de la santé générale pendant ce temps ; aucun phénomène concomitant ne mérite mention, si ce n'est la coexistence des douleurs névralgiques dans la longueur du bras, au niveau surtout de l'insertion du deltoïde et du coude (sans gonflement ni rougeur des parties) et sans fièvre.

Le traitement fut simple. A l'intérieur, il consista en un mélange de poudre d'oxyde de zinc et de poudre de belladone, porté graduellement de 0, 25 gram. à 1 gram. pour l'un, et de 0,05 gr. à 0, 10 gram. pour l'autre.

A l'extérieur, je me bornai à des applications de chloroforme étendu d'eau à 1|30 environ, qui calmèrent assez facilement les douleurs du bras agité de mouvements choréiques, et au massage des membres, de la jambe surtout, qui n'était point douloureuse. »

CHORÉE SECONDAIRE OU SYMPTOMATIQUE.

(DEUTEROPATHICA DE BOUTEILLE).

Les chorées secondaires ou symptomatiques sont très-nombreuses, attendu que la chorée peut être le symptôme d'une foule d'affections très-diverses, très-différentes les unes des autres : ainsi, dans plusieurs observations que je citerai plus loin, la chorée ne sera que l'expression d'un vice général syphilitique ; dans d'autres cas encore, sans être symptomatique d'une grossesse, elle vient la compliquer, et j'en citerai plusieurs observations, dont deux entre autres recueillies par le docteur Duncan ; quelquefois elle est symptomatique de vers dans le tube digestif ; d'autres fois rhumatismale (M. Blache) ; d'autres fois métastatique, épidémique, épileptiforme, etc.

Enfin, il y a des chorées électriques, des chorées toniques, des chorées mercurielles; et même dans les chorées les plus communes, dans celles qui se présentent le plus souvent à notre observation, la forme que revêt la maladie, l'expression par laquelle elle se traduit, n'est pas la même chez les enfants que chez les vieillards, chez les personnes de tel tempérament que chez celles de tel autre.

Coordonnons donc, réunissons donc dans un seul et même chapitre ces divers *species* généraux qu'offre la maladie, et désignons-les par les noms de :

Chorée syphilitique,

Chorée chloro-anémique,

Chorée utérine,

Chorée rhumatismale,

Chorée épidémique,

Chorée épileptiforme,

Chorée électrique,

Chorée tonique,

Chorée sénile,

Chorée fibrillaire.

Voilà les formes les plus communes. Je dirai quelques mots de chacune d'elles en particulier, et je lui rapporterai, quand faire se pourra, les observations qui lui conviendront.

CHORÉE SYPHILITIQUE. —La chorée syphilitique est, comme son nom l'indique, de nature vénérienne; elle est due aux antécédents syphilitiques du malade. J'en vais rapporter une observation que j'ai recueillie à l'Hôtel-Dieu dans le service de M. Sandras, mon dernier maître.

La nommée Joséphine Leroux, âgée de **20** ans, couturière, d'un tempérament lymphatique (com-

me dans les autres formes de chorée, le tempérament lymphatique paraît prédisposer encore ici
à ce genre de maladie), ayant assez d'embonpoint,
entre à l'Hôtel-Dieu, salle Sainte-Marie, n° 9,
dans le service de M. Sandras, le 20 mars 1855.
Cette jeune fille est habituellement bien réglée ;
elle a eu un enfant il y a deux ans, mais elle n'a
jamais eu ni affections convulsives, ni rhumatismes, ni scrofules. Ses parents, assure-t-elle,
n'ont eu aucune maladie dépendant d'une diathèse
quelconque.

Joséphine se rappelle avoir été atteinte, en août
1855, d'un écoulement jaune-verdâtre dont elle
était parfaitement guérie, lorsque, dans les premiers jours de février 1855, elle vit apparaître
aux parties génitales des chancres nombreux et
douloureux. Un mois et demi après l'apparition de
ces premiers accidents, elle était affectée de plaques muqueuses nombreuses et ulcérées, situées
aux parties sexuelles. Elle entra alors à l'Hôtel-
Dieu le 20 mars 1855. La face interne des amyg-
dales présente des plaques de même nature que
celles des parties sexuelles, mais qui ne sont pas
ulcérées.

Sur la peau, on voit en même temps une syphilide papuleuse commençante, avec engorge-

9

ment des ganglions cervicaux; il n'y a point de trace d'adénite suppurée.

A l'examen au speculum, le col présente une ulcération non granulée, légèrement sanguinolente; il y a un écoulement leucorrhéique peu abondant. M. Sandras ordonne une pilule de protoïodure d'hydrargyre de 0,05, de la tisane et du sirop sudorifiques.

Cautérisation des plaques avec le nitrate d'argent, pansement avec chlorure de soude; deux portions d'aliments, trois de vin.

Sous l'influence de ce traitement, continué jusque vers la fin de mai, la malade, allant de mieux en mieux, allait sortir guérie de ces accidents, lorsque, le 25 du même mois, elle est subitement prise de malaise, de fièvre, de céphalalgie frontale et oculaire.

Ces symptômes généraux sont bientôt suivis d'une éruption vésiculo-pustuleuse de forme herpétique, avec une coloration cuivrée crractéristique ayant pour siége la région lombaire, les fesses, et les parties externes des cuisses. Plus tard survient dans le cuir chevelu une syphilide pustulo-crustacée de même nature, pendant que les ganglions cervicaux latéraux et postérieurs se tuméfient. Alors M. Sandras remplace les pilules de

protoïodure, qui n'ont pu empêcher cette nouvelle manifestation syphilitique, par la liqueur de
Van-Swieten (une cuillerée à donner le matin,
puis bientôt soir et matin), et par une solution d'iodure de potassium :

Eau distillée. . . . . . . 150 gram.

Iodure de potassium 6

A la dose d'une cuillerée à soupe chaque jour.

Il fait en outre appliquer sur l'éruption une
pommade au calomel au trentième, pommade qui
aide puissamment à la guérison des syphilides,
comme du reste toutes les préparations mercurielles.

De plus, chaque jour la malade prend un bain
de vapeur.

La syphilide pustuleuse ne tarde pas à se modifier sous l'influence de ce traitement : les pustules pâlissent, s'affaissent ; de nouvelles pustules
se montrent bien toutefois encore, mais elles avor-
tent rapidement.

A la visite du soir du 22 juillet, Joséphine se
plaint d'une céphalalgie intense, d'une douleur
occipitale très-vive, éprouve des vomissements,
de l'insomnie, des étourdissements ; la face est
vultueuse, les yeux injectés et saillants ; la parole
est brève et saccadée.

(Depuis quatre mois la malade ne voit pas ses règles.)

Pour tisane, M. Sandras prescrit de la limonade.

Le 26 au matin, Joséphine, qui n'a eu ni agitation nocturne, si ce n'est quelques rêvasseries, ni besoin de se mouvoir, ressent dans le bras gauche d'abord des mouvements involontaires, des contractions spasmodiques saccadées, puis dans la jambe du même côté; en même temps, elle éprouve un affaiblissement notable dans toutes ces parties, depuis le coude jusqu'au bout des doigts. Même douleur dans les muscles antérieurs de la jambe, avec sentiment de faiblesse dans le genou, au point que, dans la progression, la jambe fléchit sous le poids de son corps, pendant que le pied exécute un mouvement de rotation en dedans.

Il lui est impossible de manger avec la main gauche : la cuiller, lorsqu'elle l'approche de sa bouche, est aussitôt jetée loin du corps. La langue est déviée à droite, l'œil droit est plus saillant que le gauche, et les muscles de la face sont pris aussi de mouvements convulsifs. La sensibilité cutanée est normale; il n'existe aucun ganglion cervical. Le côté droit ne présente rien d'anormal.

Dès que ces accidents nerveux, que l'on peut

regarder à bon droit comme syphilitiques et arrivés à la période tertiaire, ont apparu, la céphalalgie occipitale a bientôt cédé, grâce à la solution d'iodure de potassium :

> Eau distillée. . . . . . . 500 gram.
> Iodure de potassium   20

Cette solution est donnée à la dose de 3 cuillerées à soupe par jour.

Le 1er août, la chorée hémiplégique avait atteint son maximum.

A partir du 3 jusqu'au 10, les phénomènes choréiques ont diminué notablement; la malade est toutefois tombée plusieurs fois, pendant la nuit, du haut de son lit.

Le 12, il n'y a plus qu'un léger tremblement dans les membres supérieurs gauches; absence complète de mouvements involontaires.

Le 15, léger mouvement involontaire dans la paupière inférieure gauche, mouvement dont la malade n'a pas connaissance.

Tous les autres phénomènes précités ont disparu.

Le 20, guérison complète. Continuation de l'iodure de potassium.

CHORÉE CHLORO-ANÉMIQUE. — Nous appellerons, avec M. Sandras, chorée chloro-anémique la chorée qui provient de la chlorose, c'est-à-dire d'une espèce d'appauvrissement du sang qui appartient à cette maladie. On se mettra à combattre cette disposition par le fer sous les formes les plus faciles à supporter, par tous les moyens de l'hygiène et de la diététique qui devront concourir à rendre cet agent plus supportable et mieux accepté par l'économie ; on y joindra l'usage de tous les adjuvants possibles, que nous indiquerons à l'article Traitement.

Si la chlorose peut elle-même s'attribuer à quelque désordre qui la précède et la décide, on devra travailler à dissiper ce désordre, parce que la thérapeutique de la chlorose ne peut alors avoir de succès que quand cette précaution préliminaire a été bien prise.

Observation de chorée chloro-anémique. — Il s'agit encore ici, comme dans mon observation précédente, d'une jeune fille nommée Emilie Prieur, blanchisseuse, âgée de quinze ans, reçue à la consultation par M. Sandras le mercredi 16 mai 1855, et couchée dans le lit n° 17 de la salle Sainte-Monique. Il y a chez cette jeune fille embarras de la langue et des lèvres, embarras qui augmente tous les jours le soir ; il y a de plus de la gêne de la parole qui augmente aussi tous les jours le soir, à tel point qu'à ce moment de la journée la malade ne peut plus se faire entendre. Quelques mouvements choréiques dans les membres.

Le surlendemain, M. Sandras, à sa clinique, constate l'état de la malade comme je viens de le faire, et ajoute « qu'elle présente un état chloro-anémique très-prononcé : ainsi, qu'il y a du bruit de souffle dans les carotides, que les chairs sont blanches, molles et flasques, les muqueuses pâles, etc., et que, de plus, Emilie offre cette particularité très-remarquable que, quand sa chorée augmente le soir dans la parole, la langue et les lèvres, elle diminue dans les membres. Quoi qu'en dise M. Sée, ajoute M. Sandras, que le rhumatisme est presque toujours cause de la chorée, cette jeune fille n'a jamais eu de rhumatismes, et j'ai vu la chorée produite par la masturbation, par d'autres causes que je n'ai pu apprécier, mais jamais je n'ai vu cette affection être d'essence, de nature rhumatismale.

La forme de chorée que nous observons chez cette malade est moins commune que les chorées parallèles et que les chorées paraplégiques.

La malade fait remonter sa maladie au 1er mai, jour où le premier symptôme s'est déclaré. Le commencement de l'attaque a été signalé par une grande rougeur à la figure et par un tremblement involontaire de tout le côté droit.

Elle n'a encore pris pour traitement que des bains froids simples.

J'ai ordonné de la tisane vineuse, 4 pilules de Vallet, deux portions d'aliments, trois de vin. »

Le lundi 12 mai, la malade dit aller mieux. Elle a pris jusqu'à présent tous les jours, depuis son entrée ici : tisane vineuse, deux pots ; 4 pilules de Vallet; deux portions d'aliments, trois de vin.

Jusqu'au 7 juin, même état, même traitement, si ce n'est qu'il y a un peu de varioloïde. — Tisane vineuse; 4 pilules de Vallet; bain alcalin; même alimentation.

La varioloïde ne dure que quelques jours, sous l'influence des préparations ferrugineuses et des bains sulfureux alternant avec des bains alcalins, un jour l'un, un jour l'autre.

La malade sort le 8 juillet, complétement rétablie.

Chorée utérine. — Par le nom de chorée utérine, nous désignerons non-seulement les chorées qui surviennent pendant la grossesse et viennent la compliquer, mais encore les chorées qui dépendent d'affections utérines, affections utérines qui donnent à ces chorées un cachet tout particulier.

Les chorées pendant la grossesse sont rares, et, dans les traités d'accouchements, on ne voit même pas figurer cette maladie dans le cadre nosologique. Je vais, en raison même de cette rareté d'observations, rapporter ici toutes celles que j'ai pu trouver.

1re *et* 2e *Observations.* — Le docteur Duncan, professeur de tocologie à Edimbourg, a communiqué, dans l'*Edinburgh Medical Journal*, deux observations intéressantes de chorée compliquant la grossesse.

Le premier de ces deux cas est relatif à une femme qui, dès l'âge de seize ans, avait été atteinte d'accidents choréiques. La menstruation, en arrivant deux ans après, n'avait pas mis fin à cette maladie, qui continua avec des degrés variables d'intensité. Pendant une quinzaine d'années, les mouvements choréiques avaient été, au début, peu marqués, et limités à la partie inférieure des jambes; ils avaient ensuite envahi tout le membre inférieur, puis les mains et les avant-bras.

Les accidents choréiques, toujours plus violents l'été que pendant les autres saisons, continuèrent ainsi , avec une intensité variable, jusqu'au commencement de l'année 1850, et disparurent alors tout à fait. La malade, alors âgée de 32 ans , profita de ce répit pour se marier, et devint enceinte au bout de quelques mois.

Elle alla très-bien pendant la première moitié de sa grossesse ; mais, au cinquième mois , les accidents choréiques reparurent , pendant la nuit seulement, et avec assez d'intensité pour bannir le sommeil. Ils n'avaient lieu le jour que quand la malade avait dû garder longtemps la même position. Au bout de six semaines, elle consulta l'auteur, le docteur Duncan , qui , à son apparence chétive, à sa peau pâle, sèche et rude, à sa langue blanchâtre, crut devoir lui prescrire le carbonate de fer à assez haute dose, un bon régime, et du laudanum le soir pour faire cesser l'insomnie. Celle-ci cessa en effet bientôt , et on put se passer de laudanum. Le fer triompha des accidents choréiques, qui avaient cessé depuis plus d'un mois quand l'accouchement eut lieu. On fit usage du chloroforme pendant le travail, et, sous son influence, il reparut quelques mouvements choréiformes qui n'eurent d'ailleurs pas de suite. L'année suivante cette femme eut une seconde grossesse qui ne fut plus traversée d'accidents choréiques.

Le sujet de la seconde observation est une dame qui, pour la première fois de sa vie, eut des mouvements choréiques dans les membres infé- rieurs au sixième mois d'une grossesse. Son teint était pâle, sa peau sèche; une chaleur brûlante aux mains, des vomissements après les repas. Elle avait en outre une leucorrhée abondante, le col utérin gonflé et ulcéré. M. Duncan prescrivit les mêmes moyens internes que dans le cas pré- cédent.

Il y ajouta des cautérisations avec le nitrate d'argent sur le col utérin et des injections de tannin et de borax, qui firent céder la leucor- rhée; un emplâtre de belladone sur l'épigastre fit justice des vomissements; les mouvements choréiques disparurent en deux semaines.

3e *Obs.* — « Une jeune personne âgée de 18 ans, d'une constitution nerveuse et sanguine, était affectée de cette maladie depuis trois an- nées.

Les moyens ordinaires avaient été mis en usage presque sans succès; les amendements obtenus par leur emploi ne s'étaient pas soutenus.

La danse de Saint-Guy siégeait sur la face, sur la langue et sur les membres thoraciques; elle était très-développée.

La menstruation offrait beaucoup d'irrégularité : les règles manquaient souvent., et souvent aussi elles coulaient incomplétement.

On avait essayé en vain de les régulariser et de les rendre plus abondantes. La mère de mademoiselle X.... avait observé que les médicaments mis en usage pour rendre la menstruation normale avaient constamment aggravé l'état de sa fille. J'eus recours à la méthode de M. Serres, dont j'ai obtenu de si brillants succès dans un grand nombre de circonstances : je fis appliquer à quatre reprises , et à huit ou dix jours d'intervalle, tantôt 15, tantôt 20, et même 25 sangsues sur les parties postérieures du cou , le long de la racine des cheveux ; j'administrai à l'intérieur les narcotiques , qui, employés seuls , n'avaient pas réussi. J'obtins un léger amendement ; il ne fut pas de longue durée : mais, frappé par l'irrégularité et le peu d'abondance de la menstruation, et par l'accroissement des symptômes morbides lorsqu'on avait mis en usage les médications propres à produire les règles ou à les augmenter, je dirigeai mon attention sur l'utérus. J'appris qu'il existait quelquefois des douleurs dans le bassin, et que les reins de la jeune personne étaient faibles : je pensai alors que tous les accidents pouvaient tenir à une affection morbide de la matrice ; je proposai de pratiquer le toucher par le rectum. Comme de coutume, on rejeta ma proposition avec une sorte d'effroi, et la maladie persista avec une nouvelle intensité ; enfin on se décida.

Je reconnus un engorgement de l'utérus : cet organe avait au moins doublé de volume ; sa sensibilité était presque normale ; la matrice n'offrait pas trop de consistance, je n'y sentis aucune inégalité. J'employai le traitement destiné à combattre l'affection morbide que je venais de découvrir. Pendant le premier mois, je n'obtins aucun amendement ; durant le second, l'engorgement de l'utérus diminua, les symptômes de la chorée fléchirent.

Troisième mois. — La danse de Saint-Guy et la maladie de la matrice diminuent encore ; la menstruation est régulière, les règles sont abondantes.

Le quatrième mois suffit pour obtenir une entière guérison : la matrice a recouvré sa sensibilité et son volume ordinaires, tous les symptômes de la chorée ont disparu.

Mademoiselle X.... s'est mariée, elle est devenue mère, et depuis trois ans elle n'a pas cessé de jouir de la meilleure santé. » (J. Lisfranc, tome x

du Journal des Connaissances médico-chirurgicales, page 179.)

4e *Obs.* — Chorée en récidive chez une femme
enceinte; avortement. (Riedlin.)

5e *Obs.* — Chorée en récidive chez une femme
enceinte depuis peu de temps et pour la première
fois; furoncles, escarres gangréneuses, saignées,
puis avortement au cinquième mois de la grossesse; guérison. (J. Frank.)

6e *Obs.* — Chorée en récidive chez une femme
hystérique âgée de dix-neuf ans, et arrivée au
troisième mois de la grossesse. Après plusieurs
traitements sans succès, on proposa l'accouchement artificiel; mais la malade alla à terme, et guérit un mois après l'accouchement, qui fut naturel.
(Lever, Guy's Hospital-Reports, 1847.)

7e *Obs.* — Chorée chez une femme hystérique
au quatrième mois de la grossesse; hémorrhagie
utérine, puis avortement; cessation graduelle de la
chorée. (Lever, etc.)

8e *Obs.* — Chorée au septième mois de la
grossesse chez une primipare âgée de dix-neuf
ans, et sujette à quelques accidents hystériques;
guérison au septième mois de la gestation. (P. Du-
bois : l'*Union médicale.*)

9e *Obs.* — Chorée terminée par une arthrite

fébrile rhumatismale chez une jeune femme de dix-neuf ans, enceinte de sept mois. (Journal d'Hufeland.)

10ᵉ *Obs.* — Une femme enceinte eut un rhumatisme fébrile, à la suite duquel survint une maladie convulsive mal déterminée, mais analogue à la chorée. (Journal d'Hufeland.)

11ᵉ *Obs.* — Fille de vingt-trois ans, mal réglée habituellement ; au sixième mois de la grossesse, chorée intense qui persista jusqu'à l'accouchement ; six semaines après, légère rechute (Lever.)

12ᵉ *Obs.* — Une femme de vingt et un ans, dysménorrhéique, eut plusieurs grossesses naturelles ; au quatrième mois d'une de ces gestations, elle devint et resta choréique jusqu'après l'accouchement. (Lever.)

13ᵉ *Obs.* — Chorée à deux mois et demi de grossesse ; guérison en dix semaines, après un mois de traitement ; quatre mois après, accouchement naturel ; plus tard, seconde grossesse sans chorée. (Lever.)

14ᵉ *Obs.* — Chorée chez une femme de vingt-quatre ans, enceinte d'un mois ; amélioration au bout de cinq mois ; accouchement naturel, qui n'amena lui-même qu'une guérison incomplète, car il resta de la faiblesse d'un côté. (Lever.)

15ᵉ *Obs.* — Chorée à deux mois de grossesse; guérison en dix-neuf jours. (Furnes, London Med. Gaz.)

16ᵉ *Obs.* — Une dame âgée de vingt ans, présentant les apparences des chlorotiques, fut affectée de chorée quelque temps avant de se marier; après deux mois de grossesse, il y eut une rechute qui ne guérit qu'au bout de trois mois et demi; plus tard, nouvelle grossesse sans chorée. (Richelot.)

17ᵉ *Obs.* — A l'âge de douze ans, Marie Poutoye eut une première attaque de chorée; à vingt ans elle devint enceinte; pendant le dernier mois elle devint triste, capricieuse, et la chorée se déclara dans les muscles du visage et du bras gauche. Le 12 janvier 1850, elle vint se faire traiter à l'hôpital Beaujon (bains simples). L'accouchement survint le 17. Pendant les douleurs, les mouvements se supprimèrent momentanément; mais, après l'expulsion du fœtus, ils persistèrent encore quatre à cinq jours avec une douleur vive dans le poignet gauche; la fièvre de lait avait été à peine marquée. (Sée.)

18ᵉ *Obs.* — Une femme de trente-deux ans

entra à l'hôpital Beaujon pour se faire traiter d'une chorée générale qui datait de trois semaines, et était survenue un mois après un accouchement d'ailleurs très-régulier. A l'âge de quinze ans, la malade avait déjà subi une première atteinte de chorée qui avait duré plusieurs mois. (Sée.)

CHORÉE RHUMATISMALE. — Persuadé que la chorée emprunte au rhumatisme un cachet particulier, voyant, de plus, entre ces deux maladies des relations de coïncidence et extrêmement remarquables et extrêmement fréquentes, nous avons cru devoir faire de la chorée rhumatismale une forme à part, que nous faisons venir, en raison de son importance, immédiatement après la chorée utérine.

« Le rhumatisme a souvent avec la chorée des rapports de coïncidence assez remarquables pour que de très-habiles observateurs aient pensé qu'il y avait là plus qu'une coïncidence, qu'il y avait identité. » (Henri Moynier, page 35 de sa thèse).

Nous sommes très-loin de partager l'opinion des très-habiles observateurs desquels parle M. Henri Moynier, et que nous n'avons pas l'honneur de connaître, puisqu'il ne cite pas leurs noms. Nous repoussons de toutes nos forces l'idée d'identité entre les deux maladies : ce que nous

croyons, c'est que souvent la chorée coïncide avec
le rhumatisme, et que dans ce cas la chorée, ainsi
que nous l'avons dit tout à l'heure, revêt, par le
fait même de cette coïncidence, un *species* qui lui
est caractéristique; et ce sont ces considérations,
nous le répétons encore, qui nous ont décidé à
faire de la chorée rhumatismale une forme à part.
Selon M. Grisolle, il ne faut voir entre le rhumatisme et la chorée qu'une simple coïncidence.

Selon M. Sée, le rhumatisme chez les parents
peut engendrer la chorée chez les enfants; et réciproquement, un père ou une mère choréique
peut, suivant cet auteur, donner le jour à un enfant qui sera rhumatisant.

Beghie rapporte l'histoire de quatré familles
dont l'une fournit deux cas de chorée et trois cas
de rhumatisme; l'autre, deux rhumatismes, une
chorée et une névralgie; dans la troisième, il y
avait une fille choréique dont le père était rhumatisant; dans la quatrième, composée de dix enfants
nés d'une mère phthisique, deux étaient atteints de
tubercules, un de rhumatisme aigu, un de chorée
simple, et un dernier de chorée rhumatismale.

Le rhumatisme ou précède la chorée, ou coïncide avec elle, ou lui succède.

Le plus ordinairement il la précède : dès que les

douleurs et le gonflement permettent à l'articulation de recouvrer sa flexibilité, on voit apparaître
immédiatement, sans transition et sans intervalle,
soit dans les parties saines, soit dans les membres
rhumatisés, des mouvements insolites, désordonnés, qui sont, jusqu'à un certain point, compati-
bles avec un reste de tension et de sensibilité des
surfaces articulaires, mais qui ne se manifestent
jamais avant la diminution du mouvement fébrile.

Cette manière de voir appartient à M. Sée, qui
ajoute que cette connexité si intime du rhumatisme et de la chorée ressort bien mieux de l'histoire des chorées en récidive à chaque atteinte
nouvelle de rhumatisme. On sait combien les rhu-
matisants sont exposés à voir leur maladie se re-
produire : le malade reste sans cesse sous le coup
du vice rhumatismal et menacé d'un récidive. On
connaît aussi la tendance de la chorée à s'exas-
pérer ou à reparaître sous l'influence des moindres
causes, tout en suivant une marche décroissante.
Il rapporte qu'une fille de 12 ans a été prise, pendant l'automme, en 1845, d'un rhumatisme articulaire aigu, suivi d'une hémichorée droite qui
persista pendant deux ans, et qu'il survint ensuite
un nouveau rhumatisme articulaire aigu.

M. le professeur Trousseau raconte le fait suivant :

Une jeune fille est choréique à dix ans et demi, elle reste hémiplégique ; à 14 ans, elle a un rhumatisme suivi d'une chorée légère. Son frère a eu, à l'âge de 13 ans, un rhumatisme, et deux mois après, une chorée. Le père était très-rhumatisant ; il avait eu cinq attaques de rhumatisme articulaire aigu, mais jamais de danse de Saint-Guy.

La mère n'avait jamais eu ni rhumatisme ni chorée.

Je ne veux pas laisser de côté une forme aussi commune de la chorée sans en rapporter quelques observations.

1re *Observation de chorée rhumatismale.* — « G... (Marie), âgée de six ans et demi, entre, le 11 juin 1852, à l'hôpital des Enfants, service de M. Trousseau. Bien constituée, jamais de rhumatismes ; malade depuis un mois : la chorée occupe surtout les membres supérieurs. — Traitée par le sirop de sulfate de strychnine.

Le 3 juillet. L'enfant est prise de fièvre ; la langue est rouge sur les bords, pointillée ; douleur à la gorge.

Les 4, 5 et 6. Même état ; râles sibilants et ronflants.

Le 10. Douleurs dans les poignets et dans le coude du côté gauche : sulfate de quinine 0,30.

Le 11. Même prescription.

Le 12. Les douleurs ont disparu : on continue néanmoins le sulfate de quinine.

Le 13. Les douleurs ont complétement disparu, ainsi que la fièvre. On supprime le sulfate de quinine. » (Moynier.)

2ᵉ *Obs.* — Le 2 février 1852, L... (Anne), âgée de dix ans, entre à l'hôpital des Enfants, service de M. Trousseau.

La mère de cette enfant souffre de douleurs rhumatismales. Elle-même a eu, il y a cinq semaines, des douleurs avec fièvre, inappétence : ces douleurs ont duré une huitaine de jours, et ont disparu sans traitement. Les facultés intellectuelles sont peu développées ; elles ont encore diminué depuis quelque temps : les parents se sont aperçus de la perte de la mémoire ; le caractère en même temps a subi quelques changements. L'enfant est moins obéissante ; le sommeil est agité, de courte durée, fréquemment interrompu. L'appétit est très-variable : tantôt vif, tantôt nul.

La chorée date d'un mois, elle est générale. Les mains sont très-agitées : elles ne peuvent rester un instant immobiles ; l'enfant ne peut s'en servir pour retenir les objets ; elle ne peut manger seule, ni s'habiller.

La face est grimaçante, la parole gênée, l'articulation des mots difficile.

Le 4 février. On commence l'emploi du sirop de sulfate de strychnine.

Le 6. L'enfant commence à manger seule.

Le 21. Elle mange seule et peut même coudre.

Le 1er mars. Guérison après 25 jours de traitement. » (Moynier.)

3e *Obs.* — « Une jeune fille de quinze ans, qui depuis quatre mois était atteinte de chorée, était sortie de l'hôpital de Guy depuis un mois, lorsqu'elle y rentra atteinte depuis 7 jours d'un rhumatisme articulaire aigu. A cette époque, les mouvements choréiques, qui n'avaient jamais cessé, étaient beaucoup plus prononcés, et ils prenaient surtout une grande intensité lorsqu'on adressait la parole à la jeune malade. Douleur vive, augmentant à la pression, occupant la région précordiale ; bruit de souffle systolique. Le rhumatisme occupait principalement le genou droit. Les jours suivants, les autres articulations se prirent ; la malade tomba dans un état très-grave.

Le pouls à 120 ; la face rouge ; la peau chaude ; le bruit de souffle très-intense ; sous l'influence de l'opium, du calomel, et du vin de colchique, l'état s'améliore.

Le rhumatisme disparut complétement après une durée de trois semaines ; mais la chorée et le bruit de souffle persistaient encore. Alors on administra des préparations de zinc à la dose de trois grains par jour.

On porta ensuite les doses jusqu'à douze.

A partir de ce moment, les mouvements choréiques perdirent de leur intensité ; et lorsque la malade sortit de l'hôpital six semaines après son entrée, elle était parfaitement débarrassée de sa chorée et de son endocardite. » (Dr Hughes).

Chorée épidémique. — L'existence de la chorée épidémique est très-bien établie. Pline, Mézeray, Cullen, en citent des exemples, et les recherches de Hecker, professeur à l'université de Berlin, établissent qu'elle s'est montrée plusieurs fois pendant le moyen âge.

Ce praticien distingué a publié, sur cette forme de chorée dont nous nous occupons actuellement, un travail remarquable.

C'est en Allemagne et dans les Pays-Bas qu'elle se déclara.

Quelques mois suffirent pour qu'elle prît une extension considérable.

« On voyait, dit M. Sée, des bandes de pénitents, sous le nom de Flagellants, parcourir les

villes en se macérant publiquement pour expier
leurs péchés. Les proscriptions dont ces sectaires
furent frappés par le pape Clément VI (en 1352),
loin de ralentir leurs coupables manœuvres, ne
firent que ranimer leur ferveur en fanatisant le
peuple des faibles et des ignorants. La misère, les
excès, les crimes, ne tardèrent pas à se mettre
de la partie, et, sous l'influence de toutes ces
causes réunies, on vit bientôt éclater une sorte de
transport, de frénésie extatique, sous le nom de
danse de Saint-Witt, qui devint, pendant près de
deux siècles, l'effroi et la terreur des populations.
Réunis dans un délire commun, emportés par
leurs sens, les malades dansaient des heures entières, se démenant comme des bacchantes, hur-
lant le nom de saint Jean ou des esprits qu'ils
croyaient voir dans leurs apparitions fantastiques,
et disant, au sortir de leurs hallucinations, qu'ils
s'étaient vus plongés dans des ruisseaux de sang,
ou qu'ils avaient vu le ciel ouvert devant eux, la
Vierge et le Sauveur sur son trône. »

Plus tard, la maladie faisant des progrès, ils
étaient pris de convulsions épileptiques, tom-
baient sans connaissance, l'écume à la bouche;
puis, se relevant en sursaut, ils se livraient aux
danses les plus extravagantes, jusqu'à ce qu'ils

tombassent de nouveau épuisés de fatigues, et demandaient à grands cris qu'on leur comprimât le ventre avec des linges pour calmer des douleurs qui paraissaient provenir du développement d'une tympanite. Les villes de Liége, d'Utrecht, de Cologne, et même de Strasbourg, furent longtemps le théâtre de leur libertinage et de leurs excès de tous genres.

CHORÉE ÉPILEPTIFORME.—Assez souvent la chorée, par sa marche, par ses allures, simule l'épilepsie ; assez souvent encore elle coïncide avec elle : dans ces différents cas nous l'appelons chorée épileptiforme. Nous allons rapporter ici quatre observations de chorée épileptiforme, qui donneront une idée de cette forme de la maladie.

De ces quatre observations, la première appartient à M. Rougier, la seconde au docteur Barbier, la troisième à M. Bastien, et enfin la quatrième est empruntée à la thèse de M. Henri Moynier.

1re Obs. — Pierre P..., âgé de douze ans, demeurant à Grigny, département du Rhône, entré à l'Hôtel-Dieu, salle Saint-Charles, n° 104, le 4 octobre 1839, malade depuis trois mois. Cet enfant, à peine rétabli d'un rhumatisme aigu général qui avait duré quatre mois, éprouva, après une vive frayeur, des mouvements convulsifs qui se répétèrent plusieurs fois, et dégénérèrent en une chorée bien caractérisée, affectant tout le côté droit du corps. Pendant deux mois les mouvements désordonnés allèrent en augmentant, puis ils envahirent brusquement le côté gauche, et s'accompagnèrent d'attaques d'épilepsie, qui se multiplièrent de jour en jour, de telle sorte que lorsque le malade fut apporté à l'hôpital, il en avait de trois à quatre dans les vingt-quatre heures; et la chorée était si intense, que la marche était devenue à peu près impossible. Après un traitement antiphlogistique préparatoire, qui dura trois jours, je fis prendre à l'enfant une pilule d'un seizième de grain de strychnine, qui n'eut aucune influence sur les mouvements choréiques ni sur l'épilepsie.

Le lendemain j'en ordonnai deux, une le matin et une le soir.

Leur administration n'eut d'abord aucun résultat apparent; mais cependant la nuit une crise tétanique, d'une violence extrême, se déclara, et plusieurs fois, pendant plus d'une heure qu'elle dura, il fut besoin de l'effort de deux personnes pour empêcher le jeune malade de tomber de son lit. Cette crise se calma insensiblement par l'ingestion de quelques verrées d'eau froide. Le jour suivant, l'intensité de la chorée avait diminué de moitié, et les attaques épileptiques ne parurent pas. Je suspendis pendant deux jours le médicament, qui fut repris ensuite à la dose d'un seizième de grain seulement, et le 15 octobre, onze jours après l'entrée du malade à l'hôpital, la chorée avait totalement disparu; les mouvements étaient devenus libres et volontaires, la parole facile, et, chose remarquable, l'épilepsie ne s'était plus remontrée.

La mère du jeune malade, émerveillée de cette cure inespérée, voulut absolument l'emmener ce jour-là.

Sur mon instante demande, elle est revenue, trois mois après, me donner des nouvelles de son enfant, qui jouissait d'une parfaite santé, et ne s'était nullement ressenti de sa double maladie.

2e *Obs.* — Enfant de 7 ans, ayant d'abord éprouvé une douleur à la région ombilicale, surtout dans les intervalles de vacuité de l'estomac : cette douleur est bientôt remplacée par une sensation de constriction épigastrique, qui, comme une espèce d'aura, montait ensuite à la tête et produisait des vertiges et des éblouissements.

A une période plus avancée de la maladie, l'enfant regardait fixement un objet ou une personne, puis se livrait à des accès de rire fou, accompagnés de mille contorsions du cou , des yeux , de la bouche, et de mouvements également désordonnés des pieds et des mains ; il tombait ensuite à terre, comme d'épuisement , y restait endormi deux ou trois minutes , et se relevait enfin très-fatigué et sans se rappeler ce qui lui était arrivé.

Ces accès devinrent de plus en plus fréquents.

On essaya d'abord les anthelminthiques, puis les évacuations sanguines locales. Ce fut la considération de l'assoupissement dans lequel tombait cet enfant qui détermina M. Barbier à essayer le sulfate de quinine. Il le donna à la dose de 0,50 à 0,75 , et en obtint une amélioration marquée. Il lui substitua alors le valérianate de quinine, mais à dose moitié moindre.

L'enfant guérit en six jours, mais sa guérison ne s'est pas démentie depuis lors.

3e *Obs.* — B... (Louise-Laurence) , née à Paris, âgée de dix-sept ans. Ayant perdu sa mère à l'âge d'un an et demi, elle a été élevée jusqu'à l'âge de sept ans par les sœurs de Notre-Dame. On nous raconte que déjà elle avait des mouvements nerveux dans les lèvres ; dès sa plus tendre enfance, elle a eu des étourdissements ; on fut obligé de la placer à l'Enfant-Jésus. Là, ses étourdissements, ou plutôt ses vertiges, ont augmenté:

elle perdait connaissance, poussait de grands cris, mais n'avait ni convulsions, ni secousses; la menstruation a aggravé ces accidents. C'est à cette époque que les personnes qui prenaient soin de cette jeune fille font remonter ce qu'elles appellent le grand mal. L'enfant pousse un cri aigu, perd connaissance, s'agite un instant, puis ses membres deviennent le siége de fortes secousses. Ces accès ont une certaine intensité. Avant qu'elle fût réglée, elle n'avait ses attaques qu'une fois par mois; elles se renouvelaient pendant deux ou trois jours. Mais depuis que les règles sont établies, les attaques sont plus fréquentes : d'abord tous les huit jours, puis une, deux ou trois fois par semaine; enfin, depuis deux mois, c'est-à-dire depuis l'apparition d'accidents choréiques, qui constituent aujourd'hui l'élément dominant de la maladie, ses accès se montrent tous les jours, ou même plusieurs fois par jour. La malade dit qu'elle est prévenue de la prochaine arrivée d'une attaque par un sentiment irrésistible qui la pousse à courir : elle fait alors plusieurs fois le tour de la salle, pousse des cris, comme si elle cherchait à éviter un danger, ou comme si elle était poursuivie. Elle ne peut nous expliquer les sensations qu'elle éprouve dans ces moments. Toujours est-il que cette sorte d'aura est un avertissement pour les personnes qui la surveillent, et qui peuvent, ainsi se rendre auprès d'elle afin de prévenir une chute qui pourrait être dangereuse.

Ces accidents, d'ailleurs, surviennent sans cause occasionnelle.

Après l'accès, elle éprouve du malaise et de la courbature.

Depuis deux mois, une nouvelle affection s'est montrée.

Le 8 décembre 1850, la jeune B..., après une nuit assez tranquille, s'est réveillée agitée par un tremblement choréique occupant spécialement certaines parties du corps. Pendant les jours qui ont précédé cet accident, elle a eu très-souvent ses accès, ses idées étaient troublées ; elle travaillait moins que d'habitude.

La journée du 7 décembre s'était passée sans rien de remarquable ; la nuit avait été calme. A son réveil, la malade s'est trouvée toute drôle (c'est son expression) : son bras gauche s'agitait malgré elle ; sa main gauche ne pouvait rien saisir avec précision ; tous les mouvements étaient irréguliers, involontaires. Au dire de la malade, le membre gauche était refroidi, surtout les doigts :

ce qu'il y a de certain, c'est qu'elle éprouvait dans ce membre une sensation de froid.

Les secousses se sont étendues rapidement à tout le côté gauche de la face et du corps. Pendant huit à dix jours, les accidents se sont bornés là ; puis la jambe droite a été prise ; enfin, le bras et tout le côté droit ont été agités à leur tour ; mais les accidents ont toujours été plus intenses du côté gauche que du côté droit.

Et maintenant encore (deux mois après le début), on constate une différence entre les accidents des deux côtés du corps.

La maladie a fait de rapides progrès ; tous les membres sont agités de mouvements désordonnés, tous les muscles sont le siége de contractions irrégulières. La marche est gênée, difficile, saccadée : aussi la malade reste-t-elle ordinairement assise. Les mains saisissent les objets avec difficulté. Si on se fait serrer la main par la malade, on sent qu'elle ne le peut pas faire d'une manière uniforme. Les mouvements sont saccadés ; par moments, les doigts n'obéissent plus du tout à la volonté ; elle ne peut pas serrer du tout. La parole est brève, saccadée, quelquefois impossible ; les lèvres, les paupières, la face, en un mot, sont toujours grimaçantes ; les fonctions de nutrition se font bien ; cependant la maigreur est extrême.

Il n'y a rien de régulier dans la marche de la chorée : certains jours, la malade est très-tranquille ; dans d'autres, elle est très-agitée, cela sans cause appréciable. Les accès d'épilepsie n'ont aucune influence sur la danse de Saint-Guy, et réciproquement. Depuis l'apparition de la chorée, l'épilepsie ne s'est en rien modifiée ; la menstruation a été supprimée, malgré toute espèce de remèdes, depuis deux époques.

L'épilepsie, et peut-être la chorée, trouvent chez cette enfant une cause dans l'hérédité. Sa mère était épileptique, et, au rapport d'une de ses tantes, elle aurait eu des mouvements irréguliers dans les muscles de la face et des membres. Une de ses tantes, du côté de sa mère, a eu aussi des attaques d'épilepsie.

Quant aux causes de la chorée, M. Bastien se demande si elles tiennent aux accès plus fréquents d'épilepsie, à la suppression des règles ; ou si la difficulté de la menstruation serait, au contraire, causée par ce nouvel élément morbide ; ou si tous ces accidents ne sont là que comme coïncidence.

Tous les traitements ont échoué contre l'épilepsie, et aussi contre la chorée.

M. Bastien quitta le service de M. Lélut à la fin de l'année 1851, et la jeune fille n'avait alors éprouvé aucune amélioration.

4ᵉ *Obs.* — Jules F..., âgé de quatorze ans, entre, le 5 mars 1852, à l'hôpital des Enfants, salle Saint-Louis, nᵒ 13, service de M. Trousseau.

D'une bonne constitution, d'un tempérament lymphatique, face pâle, cheveux blonds, chairs molles, etc., cet enfant jouit d'une bonne santé habituelle.

Il est intelligent; il sait lire, écrire; il est en apprentissage chez un graveur.

Si on l'interroge, on apprend que son père est mort fou furieux; que lui-même a eu deux fois ce qu'il appelle la fièvre cérébrale, et qu'à part ces deux accidents, il s'est toujours bien porté; que ses fonctions digestives se font bien, et qu'il n'a jamais eu de rhumatismes.

L'auscultation du cœur ne montre rien d'anomal.

Depuis un mois il a des attaques d'épilepsie, qui revenaient trois fois par semaine, et tous les soirs depuis cinq jours.

Trois minutes avant l'attaque, il sent des picotements à la figure : c'est pour lui l'*aura epileptica*; puis une douleur contusive à l'épigastre, qui précède immédiatement l'attaque. Celle-ci

11

présente une succession d'attaques partielles ;
tous les systèmes musculaires, les uns après les
autres, en sont le siége : d'abord les muscles de
la face, des sourcils, des lèvres, puis ceux du
tronc ; enfin, les muscles des membres sont con-
vulsés les derniers. Cela dure environ dix minutes, puis l'attaque recommence dans un ordre
inverse après un repos de deux minutes, pendant
lesquelles la connaissance n'est pas recouvrée ; tantôt ce sont les bras qui s'agitent les premiers, tantôt les jambes, tantôt les muscles du ventre. Si
le malade est debout au moment de l'attaque, il
tombe, perd l'intelligence et la sensibilité.

Le 6 mars, on lui donne 1 centigramme de
poudre de feuilles de belladone.

Le 9, à 7 heures du soir, il a une attaque qui
dure une heure, avec deux interruptions, chacune
de deux minutes.

Le 12. Attaque à la même heure. — 0,03 de
poudre de belladone.

Le 13 et le 14. Idem.

Le 15. Voyant que les attaques se montrent
régulièrement tous les soirs à six heures, M. Trousseau remplace la belladone par 0,50 de sulfate de
quinine dans une infusion de café noir.

Le 16. Attaque à la même heure, durant moins longtemps, mais plus forte.

Le 17. Idem. — Même traitement.

Le 18. On supprime le sulfate de quinine, qui n'a eu aucune influence sur la maladie, et on reprend la poudre de feuilles de belladone à la dose de 10 centigrammes. On continue ainsi jusqu'au 22 mars.

Le 23. On donne 15 centigrammes de poudre de feuilles de belladone, et on arrive progressivement à en donner, le 30 mars, 30 centigrammes. Ce jour-là, pas d'attaque.

Le 31. Attaque moins forte que d'habitude, mais toujours le soir.

Le 1er et le 2 avril. Point d'attaque.

Le 3. Deux attaques, une à midi, une à sept heures du soir.

Le 4. Idem.

Le 5. Une à midi, deux le soir. On maintient la même dose de belladone, dont les effets physiologiques se produisent : dilatation des pupilles, troubles de la vue, sécheresse de la gorge, déglutition difficile.

Le 6 et le 7. Quatre attaques.

Le 8, le 9 et le 10. Pas d'attaque.

Le 12. Deux attaques, une le matin, une le soir.

Le 13 et le 14. Idem. On remplace les 30 centigrammes de poudre de belladone par 10 centigrammes d'extrait de belladone.

Le 15. Une attaque. L'extrait de belladone a beaucoup plus agi que la poudre. La vue est troublée : l'enfant ne peut plus lire que de très-loin ; il a pendant plusieurs minutes un voile sur les yeux. La gorge est sèche, la déglutition difficile ; la peau se couvre de rougeurs.

Le 16. Une attaque.

Le 17. Pas d'attaque. —13 centigrammes d'extrait de belladone.

Jusqu'au 30 avril, pas d'attaque ; mais on remarque quelque agitation des mains et de la jambe gauche.

Le 1er mai. Les mouvements sont tels, qu'il ne peut manger seul.

Le 5. Ces mouvements sont devenus très-considérables ; la démarche est singulière. L'enfant se livre à un balancement bizarre de tout le corps ; en même temps, à chaque pas la main gauche est projetée sur l'épaule droite par un mouvement presque régulier, analogue au mouvement qu'exécute un homme qui sème du blé ; le pied gauche exécute des mouvements de rotation suivant l'axe antéro-postérieur, de sorte qu'à chaque pas il s'appuie sur le bord externe de ce pied.

La jambe gauche est plus faible que la jambe droite.

Ce garçon, qui était très-intelligent, est devenu incapable de répondre avec précision aux questions qu'on lui adresse; l'expression de sa physionomie est celle d'un idiot. Aucun trouble du côté des organes digestifs. Pas de bruit anomal au cœur, ni dans les vaisseaux.

La sensibilité de la peau diffère dans les deux moitiés du corps (le côté droit est beaucoup moins agité que le gauche).

Si on pince ou si on pique, avec une épingle, le bras ou la jambe gauche, et ceux du côté droit, d'une manière aussi égale que possible, l'enfant accuse de la douleur dans le côté droit, et il ne paraît pas s'apercevoir de ce qu'on lui a fait du côté opposé.

Il en est de même pour la face : la ligne médiane sert de limite très-nette pour les sensations accusées par le malade.

Si, par exemple, on prend vers les tempes une mèche de cheveux de chaque côté; si on les tire également, l'enfant ressent de la douleur à la

tempe droite, et n'éprouve rien à gauche. On prescrit le sirop de sulfate de strychnine, à doses suffisantes pour produire des roideurs. Ces doses sont
variables : ainsi, le 6 mai, il a suffi de six cuillerées;
le 7, on a été jusqu'à dix cuillerées; et le 8, quatre
cuillerées seulement ont amené les roideurs. Pendant les roideurs, l'enfant se plaint très-vivement,
lorsqu'il est assis , ou debout soutenu par quelqu'un : il faut, pour qu'il soit soulagé, qu'il soit
couché dans son lit , et laissé dans un repos complet.

Debout, il accuse des fourmillements , un cha-
touillement très-douloureux dans tout le corps ;
lorsqu'il est couché, tout disparaît , les roideurs
et l'hyperesthésie. Ce qu'il y a de remarquable,
c'est que , couché , et ne paraissant plus souffrir
de ses roideurs, mais étant encore sous l'influence
de la strychnine, si l'on vient à le toucher, même
légèrement du bougt du doigt, il s'agite et se dé-
fend sous l'impression d'une vive douleur , et les
roideurs reparaissent. Il suffit même, pour rappeler les douleurs, de lui parler très-fort, ou d'ap-
procher une lumière de ses yeux : on dirait que
les sens comme la peau sont dans une sorte d'éré-
thisme.

Cette hyperesthésie cesse en même temps que

les roideurs ; car, une fois celles-ci terminées , on peut le chatouiller ; lui presser les membres, sans qu'il accuse la moindre sensation pénible.

Le 17. La chorée a sensiblement diminué : l'enfant commence à manger seul ; la face ne grimace plus ; il reste encore quelque incertitude dans la marche.

Le 7 juin. Les mouvements involontaires sont plus violents ; l'enfant renverse tout ce qu'il touche ; il ne peut plus manger seul.

Le 13. Il est si agité, qu'à peine peut-il rester debout ; la face grimace horriblement ; il ne peut plus prononcer une parole.

Le 14. Depuis quelques jours, les roideurs produites par la strychnine sont très-fortes, et durent à peu près une demi-heure.

Le 20. L'enfant a une abondante diarrhée qui dure déjà depuis trois jours.

On supprime la strychnine.

Le 21. La chorée a diminué d'une manière évidente.

Le 22. Il prend une cuillerée de sirop de sulfate de strychnine ; un quart d'heure après , il perd connaissance, devient très-pâle ; les membres du côté droit sont agités d'une sorte de tremblement nerveux auquel ne participe nullement le côté gauche. Cette attaque dure un quart d'heure, et ne laisse après elle qu'une vive céphalalgie.

On supprime la strychnine.

Le 23. La chorée a complétement disparu ; mais à midi et demi l'enfant a une attaque d'épilepsie semblable à celles qu'il avait autrefois, et qui avaient disparu pendant la durée de la chorée.

Le 24. Nouvelle attaque d'épilepsie à onze heures du matin. — 0,01 gram. d'extrait de belladone.

Le 26. Une attaque à la même heure. — 2 centigrammes de belladone.

Les 27, 28 et 29, pas d'attaque. — 3 centigrammes de belladone.

Jusqu'au 4 juillet, pas d'attaque. — 4 centigrammes de belladone.

Le 4. Une attaque.

Le 5. Dans les articulations du coude, rougeur, gonflement, douleur augmentant à la pression, fièvre, anorexie, etc. ; violente attaque d'épilepsie.

Le 6. Les douleurs augmentent ; elles occupent les coudes et l'épaule gauche ; bruit de souffle au second temps du cœur. — On cesse la belladone, et on donne 1 gramme de sulfate de quinine.

Les 7 et 8. Même état.

Le 9. Les douleurs diminuent. — On supprime le sulfate de quinine.

Les 10, 11, 12 et 13. Ni douleurs dans les jointures, ni attaque d'épilepsie.

Le 18, il sort de l'hôpital, ne souffrant plus, ayant recouvré ses forces, repris ses habitudes.

Le 25, il rentre dans le service de M. Blache, atteint d'une chorée généralisée, occupant surtout la face et les mains, de telle sorte qu'il ne peut saisir aucun objet, et qu'il ne peut non plus rien demander, l'articulation des sons étant presque impossible.

Ce malheureux enfant a été ensuite atteint d'aliénation mentale : il a été envoyé à Bicêtre, où il est encore maintenant.

CHORÉE ÉLECTRIQUE. Cette nouvelle variété de chorée, qui ne se trouve décrite nulle part, et dont a très-bien rendu compte, au congrès de Naples, le docteur Dubini, se distingue de la chorée ordinaire en ce qu'elle est presque toujours mortelle.

Cette variété de chorée n'est pas très-rare, dans certaines localités du moins, puisqu'à lui seul le docteur Dubini a eu l'occasion d'en observer 38 cas dans l'espace de neuf ans. La chorée électrique est caractérisée par des secousses musculaires se succédant à des intervalles plus ou moins rapprochés, ressemblant à celles qui proviennent de décharges électriques.

Elles attaquent d'abord un doigt, un membre, une moitié de la face, surtout la partie droite, et gagnent en peu de jours la moitié correspondante du corps. Les mouvements électriques sont presque continus; il s'y en ajoute d'autres, d'apparence convulsive, au nombre de 2, 3, 5 ou plus dans les vingt-quatre heures, le pouls s'accélère, la peau se couvre de sueur. Le malade éprouve en outre quelques intervalles de repos; mais ce n'est que pour un temps limité, et lorsque les membres ont été souvent atteints de la maladie, ils finissent par tomber graduellement dans un véritable état de paralysie.

La frayeur paraît être la cause la plus fréquente de la maladie, qui s'en prend particulièrement, mais non pas cependant uniquement, aux individus de 7 à 20 ans, robustes ou bien portants.

La chorée électrique est quelquefois annoncée par de la céphalalgie, des douleurs à la nuque et le long de la colonne vertébrale; l'accès fini, le côté du corps qui en a été le siége reste en partie paralysé. A mesure que la maladie fait des progrès, les contractions musculaires augmentent de fréquence, et gagnent l'autre partie du corps, tout en devenant de plus en plus faibles, jusqu'au moment où elles cessent, pour faire place au coma, à l'agonie et à la mort. La durée ordinaire de la maladie est d'un à trois mois, et même plus.

Ces symptômes si graves ne correspondent à aucune lésion anatomique constante : on ne trouve, dans la plupart des cas, qu'une légère congestion veineuse des méninges. La mort est la règle, la guérison l'exception : de sorte que la thérapeutique de cette redoutable maladie est encore à trouver, quoique l'auteur ait dirigé contre elle les moyens les plus variés : la plupart ont été sans résultat ; la saignée était pernicieuse.

Les seuls médicaments qui ont paru diminuer la violence des attaques sont l'oxyde de zinc uni à la valériane et l'extrait de jusquiame. Voici comment l'auteur différencie les caractères de la chorée ordinaire de ceux de la chorée électrique.

CHORÉE ORDINAIRE.	CHORÉE ÉLECTRIQUE.
1° Mouvements irréguliers, partiels ou généraux, variant à chaque instant, donnant lieu à des gestes involontaires, souvent ridicules.	1° Secousses analogues à celles produites par des décharges électriques, toujours semblables à elles-mêmes, occupant toujours les muscles primitivement atteints, sauf le cas d'extension à d'autres points.

CHORÉE ORDINAIRE.	CHORÉE ÉLECTRIQUE.
Côté gauche presque toujours affecté.	Côté droit presque toujours affecté.
Contractions musculaires désordonnées.	Contractions musculaires identiques.
2° Le malade rit et pleure sans raison, ou est dans un état d'indifférence apathique.	2° Le malade connaît la gravité de son mal; son caractère ne change pas spontanément.
3° Après les mouvements, il n'y a pas nécessairement paralysie : si le malade ne peut se soutenir, c'est à cause des mouvements désordonnés.	3° Les secousses convulsives aboutissent ici sensiblement, et quelquefois tout d'un coup après les premiers accès, à la paralysie.
4° Le plus souvent, terminaison heureuse.	4° Le plus souvent, terminaison funeste.
La mort, lorsqu'elle a lieu, est toujours le résultat d'une maladie intercurrente.	La mort est due aux progrès mêmes de la maladie, qui, en se généralisant, détermine un état apoplectiforme permanent.

M. le docteur Hœrtel, de Birkenfeld, a rencontré, lui, deux cas de chorée électrique dans sa pratique, et il a établi entre elle et la chorée ordinaire, qu'il appelle chorée gesticulaire, le parallèle suivant, que nous croyons qu'il ne sera pas sans intérêt de rapprocher du parallèle précédent, établi par le docteur Dubini :

CHORÉE ORDINAIRE.	CHORÉE ÉLECTRIQUE.
Dérangement fonctionnel de la moelle épinière.	Irritation congestive de la moelle se terminant par une apoplexie spinale.
Mouvements désordonnés.	Mouvements rhythmiques.
Tranquillité des malades, au moins pendant le sommeil.	Les secousses continuent pendant le sommeil.
Dans les intervalles des accès, les malades sont gais et dispos.	Dans les intervalles des accès, les malades sont tristes, taciturnes, moroses.
Terminaison presque jamais funeste.	Terminaison presque toujours funeste.

M. Hœrtel croit qu'il serait convenable de nommer la chorée électrique *myelitis convulsoria*.

CHORÉE TONIQUE. Ce qui pour nous, ainsi que pour M. le docteur Aran, caractérise la chorée tonique, c'est la contraction des muscles tous ensemble, en même temps que l'action de quelques-uns prédomine.

Dans le fait de chorée tonique observé par M. Aran dans le service de M. Sandras, à l'hôpital Beaujon, il s'agit d'un jeune homme de vingt-quatre ans, d'un tempérament éminemment nerveux, chez lequel les accidents ont commencé de la même manière que Sydenham l'a décrit, par une espèce de boitement, où plutôt de rétraction et de rotation en dedans du pied droit, portée si loin que le malade avait fini par se servir d'un soulier à talon dont il faisait élever la semelle tous les deux ou trois mois. La frayeur que lui ont causée les émeutes de juin a développé chez lui les accidents d'une hémichorée partielle, bornée aux membres supérieurs et inférieurs du côté droit, et à la face du même côté, avec un peu de bégayement. Il y avait, à ce qu'il paraît, au début, de l'agitation, qui entraînait les membres tantôt en avant, tantôt en arrière, et même un peu de rétraction du trapèze. Mais ce qui, lorsqu'on l'observait, frappait chez lui, c'était, au membre inférieur, la contraction tonique involontaire des muscles du mollet, qui tiennent le pied dans une extension forcée, font saillir l'astragale au point que la peau est très-amincie à son niveau, et au membre supérieur une extension forcée avec un peu d'agitation du membre. Les doigts sont étendus en éventail, et si on engage le malade à fermer la main, il parvient, en faisant beaucoup d'efforts, à fermer le quatrième et le cinquième doigts, puis le pouce, et enfin les autres doigts, soit isolément, soit ensemble.

C'est à ce moment que se produit une espèce de balancement entre les muscles extenseurs en convulsion tonique, et les fléchisseurs que la volonté veut faire agir. Après une série de contractions sans résultat, les fléchisseurs finissent par l'emporter, pourvu cependant que le malade ne soit ni ému ni intimidé. On facilite beaucoup cette contraction des fléchisseurs en mettant un doigt dans la main du malade, de manière à fournir une espèce de point d'appui aux fléchisseurs, ou peut-être seulement parce qu'on décide de cette manière, en la facilitant, la contraction des fléchisseurs. Mais, la flexion opérée, les fléchisseurs entrent à leur tour en contraction tonique, et le

malade se livre à des efforts inouïs pour ouvrir la
main. Il y réussit de la même manière que pour
la flexion, c'est-à-dire par des alternatives de flexion et d'extension, qui finissent par donner la
prédominance aux extenseurs, lesquels entraînent
aussitôt la main en extension forcée.

On aide ce mouvement en comprimant légèrement les fléchisseurs.

Depuis le moment où M. Aran a vu le malade
dans le service de M. Sandras, l'amélioration a
marché d'une manière remarquable : le pied bot
a été presque guéri par des applications d'électricité, qui ont fait contracter tous les muscles de la
partie antérieure de la jambe, et forcé l'astragale
de rentrer à sa place ; puis, par une sorte de relè-
vement forcé du pied au moyen d'un poids ajusté
à un étrier, et tenant la pointe du pied relevée
par un appareil dextriné, qui a permis au malade
de marcher comme avec une jambe de bois bien
ajustée, et enfin par une botte, dont la semelle était
beaucoup plus épaisse à la pointe que vers le talon.
En même temps que ces résultats ont été obtenus
pour l'extrémité inférieure, on a tenu constamment sur le bras un vésicatoire pansé avec 3 centigrammes de chlorhydrate de morphine tous les
jours, et on a promené sur tous les muscles de

l'avant-bras, du bras, de la main et de l'épaule, des courants électriques moteurs.

Les mouvements de l'épaule sont redevenus naturels et réguliers ; le bras se porte partout où la volonté l'exige ; l'avant-bras prend toutes les directions que désire le malade : la main seule conserve encore quelque chose de sa chorée tonique. Néanmoins le malade peut faire et défaire à volonté un nœud ; il se sert de sa main pour beaucoup d'usages qui lui étaient auparavant interdits ; il peut fermer le poing ou l'ouvrir, sans qu'on interpose dans sa main un corps étranger. Ce dernier mouvement se fait toujours néanmoins avec lenteur et avec effort, surtout quand on regarde le malade. S'il est seul et non observé, la chose se passe beaucoup mieux.

Si les progrès en mieux continuent de la même manière, la guérison sera bientôt complète et définitive.

CHORÉE SÉNILE. Dans la chorée sénile, quand on veut faire un mouvement, on en exécute une série, qui se combinent. La volonté dit : ouvre la main ; la maladie dit : ferme-là ; la volonté commence le mouvement, la maladie l'achèvera en sens inverse : ainsi le malade, croyant saisir quelque chose, pousse l'objet loin de lui.

Il est inutile de dire, car le nom le montre assez, que l'on ne rencontre pas cette forme de la maladie chez les enfants.

CHORÉE FIBRILLAIRE. Dans la chorée fibrillaire, les mouvements, les contractions musculaires, sont presque imperceptibles : ce sont, pour ainsi dire, les fibres des muscles qui exécutent des mouvements que l'on ne peut constater qu'en apportant la plus grande attention.

Je ne ferai que mentionner, en terminant, les chorées parallèles croisées, qui rentrent dans celles dont j'ai parlé, et les chorées que l'on a appelées rhythmiques, systématiques, qui ne sont que des chorées partielles dont j'ai rapporté plusieurs observations.

TRAITEMENT.

« Dans l'état actuel de la science, il serait dif-
» ficile de préciser les indications des divers
» moyens curatifs préconisés dans la chorée ; et
» pour mon compte, j'ai vu successivement échouer
» et réussir les antiphlogistiques, les révulsifs, la
» valériane, le nitrate d'argent, etc..... »

« Pas plus pour la chorée que pour les autres
» névroses, il n'existe de remède constant, ab-
» solu, spécifique. »

Ces deux axiomes, le premier de Réveillé-Parise, le deuxième de M. Bouvier, rendent bien compte des nombreux traitements, aussi variés par le fond que différents les uns des autres par la forme, que l'on a tour à tour préconisés contre la chorée.

Jetons d'abord un rapide coup d'œil sur les principales médications générales, et nous reviendrons ensuite sur chacun des agents qui entrent dans ces principales médications générales, nous verrons sous quelle forme, à quelle dose on les administre, et enfin quelle est la part de confiance que l'on doit accorder à chacun d'eux.

Avant d'exposer les trois méthodes principales qui depuis quelque temps se partagent le choix des thérapeutistes dans le traitement de la chorée, mentionnons d'abord :

1° Les saignées générales ou locales sur le trajet de la colonne vertébrale (Sydenham, Bouteille, J. Franck);

2° Les bains froids, seuls ou associés à l'asa fœtida, à l'oxyde de zinc, à la valériane, aux pilules de Méglin, au sous-carbonate de fer : c'est le traitement de l'hôpital des Enfants;

3° Les bains froids par immersion et les pilules de Méglin (Dupuytren);

4 Les bains froids de 14 à 15° (Constant);

5° Les préparations arsenicales (Guersant père);

6° Enfin le traitement de M. Larrey, qui se compose :

1° De saignées locales révulsives faites avec la ventouse scarifiée;

2° Du moxa égyptien placé le plus près possible du siége du mal;

3° Des dérivatifs aux membres inférieurs;

4° Des sédatifs au sinciput;

5° Enfin des bains froids et d'un régime rafraîchissant, mucilagineux.

Je passerai sous silence, et pour cause, certains moyens ridicules dont leurs inventeurs n'ont pas même cherché à examiner, et encore moins à expliquer l'emploi : tels que l'incision du cuir chevelu et la compression des muscles. (Docteur Blachmore, docteur Southam : London Med. Gaz., mai 1845.)

Depuis quelque temps, comme je viens de le dire, trois méthodes principales sont en vogue dans le traitement de la chorée :

1° La médication strychnique, instituée par M. Trousseau, et dont j'indiquerai tout à l'heure le mode d'administration;

2° Les bains sulfureux, et la gymnastique, qui a été, de la part de M. Blache, l'objet d'une intéressante communication à l'Académie, communication ayant pour titre *du Traitement de la chorée par la gymnastique*, et dont M. Bouvier a été nommé rapporteur;

3° Les préparations ferrugineuses, et plus particulièrement parmi elles les pilules de Vallet : traitement institué par M. Sandras, qui admettait que la chorée est presque toujours, surtout chez les jeunes filles, causée par la chlorose, ou plutôt encore par ce qu'il appelle l'état nerveux. M. Henri Moynier, dans son excellente thèse sur la chorée, a présenté comparativement les résultats obtenus à l'hôpital des Enfants par les deux premières méthodes dont je viens de parler.

D'après son tableau comparatif, on trouve la durée moyenne suivante pour chacun des traitements : la gymnastique et les bains sulfureux d'une part, la strychnine de l'autre.

GYMNASTIQUE ET BAINS SULFUREUX.

Filles, 50.	Garçons, 27.
Moyenne du traitement,	Moyenne du traitement,
35 jours.	87 jours.

Filles, 34.	Garçons, 11.
Moyenne du traitement, 33 jours.	Moyenne du traitement, 74 jours.

Moyenne générale, 50 jours.

La différence, bien légère d'ailleurs, est en faveur de la strychnine.

Les deux méthodes peuvent du reste, loin de s'exclure, se prêter au contraire un mutuel appui et se compléter l'une par l'autre. A l'époque où M. Trousseau mettait en usage, à l'hôpital des Enfants, la médication par la strychnine, voici comment était institué son traitement. Le matin, l'enfant recevait une cuillerée de sirop (pour les enfants, on prescrivait une cuillerée à dessert, contenant 10 grammes de sirop, lesquels représentent un demi-centigr.); puis on attendait une heure et demie.

S'il ne se produisait pas de roideurs, on donnait une deuxième cuillerée ; une heure et demie après, une troisième, et ainsi de suite jusqu'à l'arrivée des roideurs, laissant toujours une heure et demie d'intervalle entre chaque cuillerée. Quand la quantité de sirop prise par l'enfant est suffisante pour produire des roideurs, celles-ci se montrent dix minutes, un quart d'heure, au plus tard une demi-heure après la dernière cuillerée de sirop.

Par cette précaution, on se met à l'abri contre tout accident.

Si le médicament n'a produit aucun effet au bout d'une demi-heure, c'est que la dose n'était pas suffisante, et on peut sans crainte administrer une nouvelle cuillerée ; mais on doit s'arrêter dès que l'enfant a ressenti quelques roideurs ou même de faibles engourdissements, quitte à reprendre le lendemain. On ne peut prévoir ni déterminer d'avance la dose qui devra être prescrite, à raison des différences considérables qui existent à cet égard, non-seulement entre des enfants de même âge, mais chez le même enfant. Ainsi l'on a vu des enfants qui, dès le premier jour, avaient des roideurs avec deux ou trois cuillerées, et auxquels il a fallu plus tard en donner dix à douze pour obtenir le même résultat.

D'autres fois, il a fallu administrer, pendant plusieurs jours de suite, des doses considérables, aller ainsi jusqu'à quatorze cuillerées de sirop, c'est-à-dire 0,07 de sulfate de strychnine, avant que de rien produire ; tandis que, dans les jours suivants, trois ou quatre cuillerées suffisaient.

Ces différences ne pouvant être expliquées ni

par la constitution et le tempérament des enfants, ni par les circonstances de saison ou de température ambiante, il en résulte que ce n'est que
par des tâtonnements subordonnés aux conditions
indiquées ci-dessus qu'on peut arriver aux doses
utiles et ne pas les dépasser.

En résumé, il faut, selon M. Moynier, donner
ce médicament à doses non pas nécessairement
élevées, mais assez élevées cependant pour produire des roideurs, et il faut y arriver dès les premiers jours, sous peine de n'obtenir la guérison
que beaucoup plus lentement.

Cependant des guérisons ont été obtenues avec
des doses moindres, et sans avoir atteint la roideur : c'est un motif de sécurité et d'encourage-
ment pour les médecins qui, ne pouvant compter
sur l'exactitude ou l'intelligence des personnes
chargées d'administrer le médicament, croiraient
devoir s'abstenir d'y recourir par la crainte d'accidents.

Voici quels sont les effets ordinaires de cette
médication :

Le premier effet appréciable est une déman-
geaison qui se fait sentir principalement à la tête.
Cette sensation peut être comparée à celle que
produiraient de petites piqûres de pointe d'ai-

guille. Ces démangeaisons cessent dès qu'on cesse l'usage du médicament, elles augmentent si on le continue. Cette espèce de titillation du système nerveux doit tenir en éveil l'attention du praticien.

C'est comme une sorte de soupape de sûreté, ou, pour nous servir de l'expression de M. Trousseau, le manomètre de la médication. Elle prouve, en effet, que le sulfate de strychnine a trouvé les racines nerveuses. A dater de ce moment, il faut en surveiller attentivement l'action ; car d'un instant à l'autre peut survenir l'explosion, c'est-à-dire la convulsion tétanique.

M. Trousseau ne regarde pas, lui, la gymnastique comme un moyen exclusif de traitement, mais comme un adjuvant utile, comme un moyen à l'aide duquel on achève une guérison commencée par la strychnine, alors qu'il ne reste plus qu'un peu d'hésitation dans les mouvements. Si, la chorée étant excessivement grave, l'enfant a de la fièvre, du délire, de l'insomnie, s'il ne peut rester un instant sans agitation, il est une précaution à prendre : c'est de placer le petit malade dans une boîte matelassée de toutes parts, de manière qu'il ne puisse tomber ni se blesser contre les meubles, et on lui donnera de l'opium à doses suffisantes

pour produire le sommeil. Après quelques heures
de repos obtenu par le narcotique, on recommen-
cera de façon à faire durer cet état de calme pendant quelques jours. Les accidents les plus redou-
tables étant ainsi calmés, on commencera l'emploi
de la strychnine; puis, quand il ne restera plus
qu'un peu d'agitation, on pourra compléter le traitement par la gymnastique. Insistons en terminant
sur ce point, que c'est surtout quand la chorée ne
s'accompagne d'aucun symptôme d'excitation cérébrale, et qu'il y a au contraire faiblesse intellectuelle et musculaire, que la strychnine réussit
très-bien à l'intérieur, comme le prouvent non-
seulement les observations de M. Trousseau, mais
encore celles de MM. Rougier et Fouilhoux, de
Lyon; et Forget, de Strasbourg.

Passons maintenant à la seconde médication
générale, c'est-à-dire au traitement de la chorée
par les bains sulfureux et la gymnastique.

A la séance du 17 avril 1855, de l'Académie
impériale de médecine, M. Bouvier lit un rapport
sur un mémoire de M. Blache ayant pour titre :
du Traitement de la chorée par la gymnastique.
M. Blache dit que ce traitement s'applique à la
chorée rhumatismale. M. le rapporteur Bouvier
n'admet point cette espèce nouvelle de chorée :

elle n'est, selon lui, que la chorée ordinaire chez un sujet rhumatisant ou prédisposé au rhumatisme. La gymnastique peut guérir la chorée ainsi compliquée, hors le cas, toutefois, où il y aurait du côté du cœur quelques-unes des phlegmasies qui sont parfois le produit de la diathèse rhumatismale; car les maladies du cœur contre-indiquent formellement l'emploi de la gymnastique. Sans reconnaître une supériorité aussi incontestée à la gymnastique sur les autres méthodes, que l'ont fait MM. Blache et Sée, M. Bouvier admet que dans la plupart des cas elle ne le cède en efficacité à aucun des autres moyens de traitement de la chorée, et qu'elle n'a point les inconvénients attachés à plusieurs d'entre eux. Le relevé de M. Blache porte sur 108 cas, 84 filles et 24 garçons traités par la gymnastique seule ou associée à d'autres moyens, tels que les bains sulfureux, etc. La guérison a eu lieu dans 102 cas en 39 jours, terme moyen, et dans 6 cas, qu'il considère comme des insuccès, en 122 jours. Le tableau statistique de M. Blache montre donc que la gymnastique n'a échoué que 6 fois sur 108 cas. MM. Sée et Moynier ont cité plusieurs faits semblables. Dans quelques-uns toutefois, après l'emploi inutile de la gymnastique, la guérison a été obtenue soit par les bains sulfureux, soit par la strychnine, l'iodure de potassium, ou par l'influence d'une pyrexie inter-currente. Le contraire a eu lieu dans plusieurs cas où l'on a vu la gymnastique réussir lorsque les autres méthodes de traitement avaient échoué.

Dans le n° 7, du mardi 19 janvier 1858, de la *Gazette des Hôpitaux*, le docteur Parrot rapporte les observations de deux cas de chorée rebelle guéris par les exercices gymnastiques. Je vais re-produire ici ces deux observations :

1°° *Observation de chorée traitée par la gym-nastique.* — Mademoiselle Henriette P..., âgée de vingt ans, habite Paris, où elle exerce la pro-fession de couturière.

Entrée à l'hôpital Saint-Louis, dans le service de M. Hardy, le 10 juin 1854, elle en est sortie le 14 mars 1855, parfaitement guérie d'une teigne fa-veuse du cuir chevelu et de deux énormes tu-meurs strumeuses ulcérées, qui avaient pour siége les parties latérales du cou.

Au commencement de septembre, un jour que cette jeune fille travaillait dans son atelier, elle fut violemment impressionnée par la vue d'un rat, et tomba privée de connaissance. La malade ne recouvra le sentiment qu'au bout d'un quart d'heure environ : elle était très-fatiguée, et resta

dans cet état plusieurs jours de suite. C'est là
tout ce que j'ai pu savoir sur cet accident.

Quelque temps après, le 6 octobre, une attaque
analogue à la précédente se manifesta, mais sans
cause appréciable. Son invasion fut annoncée par
un cri perçant; puis la malade tomba comme fou-
droyée, et fut prise de mouvements convulsifs qui
s'accompagnèrent de l'émission par la bouche
d'une écume légèrement sanguinolente. La perte
de connaissance dura trois quarts d'heure.

Au moment où la malade reprit l'usage de ses
sens, elle était choréique.

Le 18 octobre, elle fut admise de nouveau dans
la salle de M. Hardy, à l'hôpital Saint-Louis. Là
elle épuisa, sans en retirer un soulagement notable,
toute la médication anti-choréique. L'opium, la
belladone, la valériane, la noix vomique, le fer,
les bains simples et sulfureux, les douches d'eau
froide, l'exercice du saut à la corde, ne purent
amener aucun changement dans l'état de cette
jeune fille, qui sortit de Saint-Louis au commencement de mars 1856. Le 6 du même mois, elle
fut admise à suivre, comme externe, les exercices
gymnastiques de l'hôpital des Enfants.

Cette chorée était essentiellement constituée par
un mouvement brusque et puissant de flexion du

tronc sur les membres inférieurs, mouvement qui s'accompagnait quelquefois d'une détente dans l'articulation du genou, de telle sorte que la malade avait toute l'apparence d'une personne faisant un salut brusque et profond. Il existait une prédominance bien marquée de l'inclinaison du tronc vers la gauche. Quelquefois l'étendue du mouvement allait jusqu'à déterminer le contact des membres supérieurs avec le sol.

Les phénomènes convulsifs étaient séparés par des intervalles de dix minutes environ. Ils se manifestaient la nuit, mais avec moins de fréquence; toutefois ils troublaient le sommeil. Ils devenaient plus intenses sous l'influence de la musique. C'était là, du reste, la seule cause capable de les modifier. Ils ont été toujours bornés aux parties que nous avons indiquées ; il n'y a jamais eu de mouvements dans la face, non plus que dans les membres supérieurs. Après quelques séances de gymnastique, les mouvements primitifs furent remplacés par une chorée générale, mais avec un affaiblissement notable des convulsions. Bientôt une amélioration non douteuse se manifesta.

Dès le 25 mars, le sommeil était meilleur. Puis les autres symptômes diminuèrent peu à peu d'intensité, et le 1er juillet 1856 la guérison était solidement établie.

Depuis cette époque jusqu'au moment où cette
observation a été publiée, la santé est restée bonne,
et il ne s'est manifesté aucun mouvement choréique.
Les exercices ordinaires de la gymnastique, unis
aux frictions et au massage, furent pendant longtemps pratiqués deux fois par jour. On les a complétement abandonnés depuis le mois d'avril dernier.

2e *Obs. de chorée traitée par la gymnastique.*
— Mademoiselle H. C. . . ., âgée de vingt-quatre
ans, passementière, a eu dans son enfance la fièvre
typhoïde, puis la rougeole. Les règles se sont
montrées pour la première fois à l'âge de 16 ans,
et ont toujours été irrégulières : il y a eu souvent
des intervalles de plusieurs mois entre deux
époques menstruelles consécutives.

Presque constamment la malade a été tourmentée par des symptômes de dyspepsie, et surtout par une névralgie intercostale présentant un
point très-douloureux dans le dos.

A l'âge de dix ans et demi, se trouvant dans un
bois près de la maison qu'elle habitait, elle subit
une violente frayeur, rentra chez elle en courant,
et tomba évanouie. A la suite de cet accident, il
survint une affection fébrile qui retint la malade

au lit pendant quatre semaines environ, et pour laquelle on pratiqua plusieurs saignées.

Dix-huit mois après, cette jeune fille devint choréique. La maladie a présenté la plus grande analogie avec celle que nous avons décrite dans l'observation précédente. De tous les mouvements, le plus accusé et le plus constant était une flexion saccadée et considérable du tronc sur les membres inférieurs; de plus, les cuisses fléchissaient sur les jambes. Les bras étaient de temps en temps portés avec violence en dedans, et les coudes venaient s'appliquer contre les parties latérales du thorax. Ce n'était que d'une manière tout à fait exceptionnelle que l'on voyait des mouvements désordonnés se manifester dans la face.

Les règles paraissent n'avoir jamais eu d'influence sur la maladie, qui a été toujours uniforme. Si les phénomènes venaient à diminuer d'intensité pendant quelques jours, ils ne tardaient pas à reprendre leur marche habituelle.

La musique a constamment déterminé une aggravation momentanée des accidents. Il y a toujours eu une prédominance bien marquée des mouvements de flexion vers le côté gauche.

A l'âge de quatorze ans, la malade entra pour la première fois à l'hôpital Necker. Elle y fit un séjour de deux mois, pendant lesquels elle prit des bains sulfureux, des pilules de strychnine et de l'eau de Spa.

Il ne se manifesta aucune amélioration à la suite de ce traitement.

Elle fut admise, le 20 septembre 1854, à l'hôpital de Lariboissière dans le service de M. Pidoux, où on essaya inutilement l'hydrothérapie. Elle en sortit, trois semaines après, pour entrer dans la salle de M. Hardy, à l'hôpital Saint-Louis. Là, elle prit un grand nombre de bains, des médicaments internes dont elle ne peut pas spécifier la nature, et se livra pendant longtemps à l'exercice du saut de la corde. Comme il n'était survenu aucune diminution dans les accidents, la malade quitta l'hôpital le 20 août 1855 pour rentrer dans sa famille.

Quelques mois après, sous l'influence d'une vive frayeur, la chorée devint beaucoup plus violente. L'impressionnabilité de la malade était excessive; le contact le plus léger, l'agitation la plus passagère, non-seulement provoquaient les convulsions, mais encore leur donnaient une rapidité et une force insolites. C'est dans ces conditions que cette jeune fille fut admise dans le service de M. Bouneau, à l'hôpital des Enfants, le 1er décembre

1856. Quelques jours après, elle commença les exercices gymnastiques, qui furent suivis avec une grande régularité. Chaque jour on pratiquait le massage et des frictions sur toute la surface cutanée. Au début, il se manifesta une grande fatigue, mais bientôt les forces revinrent, et dès le 15 décembre les mouvements choréiques étaient beaucoup moins fréquents et moins intenses.

Le 18 décembre, après une aménorrhée de dix-huit mois, les règles se sont montrées. Pendant leur durée on a cru devoir interrompre les exercices gymnastiques, qui sont repris le 22.

Le 28, on commença à faire marcher la malade pendant une demi-heure chaque jour au son d'une trompette, dans le but de l'aguerrir contre la musique. Il se manifesta d'abord une agitation excessive, qui ne tarda pas à se calmer.

Le 1er janvier, la malade quitta l'hôpital des Enfants pour entrer à l'hôpital Necker, dans le service de M. N. Guillot. Elle continue à suivre comme externe les leçons de gymnastique.

Le 20, les règles se sont montrées, et ont duré comme de coutume. Cette fois les exercices n'ont pas été interrompus. L'état de la malade s'est considérablement amélioré depuis quelque temps. A

13

partir du 26 janvier, elle prend des leçons de danse.

Le 11 février, elle quitte l'hôpital Necker. Depuis plusieurs jours les mouvements choréiques ont complétement cessé, et l'état général est excellent. Les exercices gymnastiques sont continués jusqu'au 11 avril. Depuis cette époque, la guérison s'est maintenue intacte.

La musique n'a plus l'influence fâcheuse qu'elle exerçait avant le traitement.

Les règles se montrent tous les mois, et l'état général est très-satisfaisant.

Disons, à propos de la gymnastique, qu'il y a une distinction à faire entre la gymnastique *ordonnée* et la gymnastique *non ordonnée* : dans la gymnastique ordonnée, c'est le gymnasiarque qui règle, par sa volonté, le mouvement des malades ; tandis que dans la gymnastique non ordonnée, les malades, entièrement libres d'eux-mêmes, se livrent à tous les mouvements qu'ils peuvent faire, marchent, sautent, jouent à l'escarpolette, etc. Dans la gymnastique ordonnée, le gymnasiarque se place au devant des individus qu'il veut exercer ; puis il fait un mouvement, et il oblige sa troupe à le répéter après lui. S'il allonge le bras, s'il porte la tête en avant, s'il chante, s'il pousse un cri, les enfants aussitôt allongent le bras, portent la tête en avant, chantent ou poussent un cri, et tout cela se fait ou doit se faire en mesure. En s'aidant ainsi de la voix du gymnasiarque, on arrive à régulariser, à ordonner ses mouvements. M. Trousseau ne reconnaît à cette gymnastique de l'utilité que quand elle est employée à la phase de déclin de la maladie.

En raison de la rareté des gymnasiarques, la gymnastique doit être ordonnée par les parents eux-mêmes. Il faut qu'ils achètent pour cela un métronome, ce balancier susceptible d'être agrandi ou diminué à volonté, réglé par un mouvement de pendule, et qui sert à marquer la mesure. Cet instrument, à chaque oscillation, fait entendre un tic-tac très-fort ; or, si on le règle de façon qu'il oscille quatre-vingt-dix fois par minute, on aura obtenu un bruit de plus en plus répété. Le malade étant placé devant ce métronome, de manière que ses yeux et ses oreilles soient occupés par les oscillations et les tic-tac, on lui ordonne de faire des mouvements identiques à ceux que l'on fait soi-même, mais en ayant soin de les faire concorder avec le tic-tac. La tâche est difficile ; mais en répétant souvent l'expérience et en opposant sa propre volonté et celle de l'instrument, on finit par obtenir la régularisation des mouvements. En faisant asseoir le malade sur une chaise, on peut exercer également les membres inférieurs, et faire mouvoir les jambes en mesure. Le malade s'habitue à diriger sa tête, ses bras, son tronc et ses jambes, à commander à sa volonté et à ses mouvements, et il fait de cette manière une gymnastique ordonnée très-utile.

C'est principalement dans le tic que le métronome est appelé à rendre de signalés services. Si l'on force un individu à produire un son tic en même temps que le tic-tac de l'instrument, l'on arrive promptement à le lui faire changer. Le malade a bientôt assez de cligner de l'œil, de faire une grimace, de porter rapidement la tête d'un certain côté, d'incliner le cou, d'élever le bras, d'imprimer au tronc des mouvements saccadés ou de pousser un petit cri à volonté, et d'accord avec le métromone.

La fatigue le fait bien vite changer. On arrive donc presque invariablement à modifier ces tics ; mais je crois, à l'exemple de M. Trousseau, qu'on ne les guérit pas ; car ils sont très-rarement curables.

Nous voici enfin arrivé à la troisième médication générale.

C'est celle de M. Sandras, dite médication par les ferrugineux ou médication tonique. Elle se compose surtout des préparations de quinquina et des ferrugineux. Ceux qu'employait de préférence M. Sandras étaient les pilules de Vallet, ou encore le fer réduit par l'hydrogène et associé au quinquina. Nous préférons cette dernière préparation, comme étant, à notre avis, mieux absorbée que l'autre.

Voici, du reste, la formule : fer réduit, 1 gram. ; quinquina pulvérisé, 2 grammes. Faire 30 paquets semblables. En prendre d'abord 1 par jour, avant le repas, dans la première cuillerée de potage ; puis, quelque temps après, quand l'estomac est habitué au médicament, en prendre deux paquets, un le matin et un le soir. M. Sandras complétait ce traitement par l'application de l'électricité. Pour les gens pauvres, au lieu d'ordonner des pilules de Vallet, nous ordonnons des pilules que nous faisons faire d'après la formule de Vallet : elles sont moins chères. Pour les malades qui ont de la répugnance à prendre leur paquet de poudre dans leur première cuillerée de potage, voici comment nous leur faisons avaler leur fer : ils trempent une hostie non consacrée et de la largeur de la paume de la main dans leur assiette de potage; après cela ils versent au milieu de cette hostie leur paquet de poudre, replient les bords, et font ainsi une boulette qu'ils avalent à l'aide de leur première cuillerée de potage. Il est bon de prévenir les malades pusillanimes que leurs matières seront noires, mais qu'il ne faudra pas qu'ils s'en effrayent, parce que cette coloration noire est due à l'action du fer.

Les préparations ferrugineuses introduites dans l'estomac à l'état soluble se précipitent à l'état de sous-sels de fer combinés soit aux matières albuminoïdes du suc gastrique, soit à la membrane muqueuse de l'estomac elle-même ; puis l'excès d'acide lactique redissout la préparation de fer à l'état de lactate.

Si on a donné un sel de fer insoluble ou un oxyde de fer, ces préparations se dissolvent dans l'acide lactique de l'estomac et agissent comme les préparations solubles.

Si c'est le fer métallique que l'on a donné, il décompose l'eau de l'estomac, et absorbe son oxygène pour donner de l'oxyde de fer, qui, se combinant à l'acide lactique, donne du lactate d'oxyde de fer.

Il faut éviter de donner le fer dans l'état de vacuité de l'estomac. C'est au commencement du repas qu'il faut l'administrer : on n'incommode alors pas l'estomac, et le fer est bien toléré. Sydenham a établi que quand un malade prend du fer, il doit suivre un régime azoté, et se mettre à l'usage des amers et des aromatiques.

M. Quévenne a noté que la viande, le bon bouillon, le vin et les aromatiques augmentent la quantité de fer qui se dissout dans l'estomac.

Les excipients auxquels on doit joindre le fer sont :

1° Les amers, comme l'extrait d'absinthe de Sydenham ;

2° Les aromatiques, comme le safran ;

3° Les alcalis.

Le régime maigre dissout moins de fer que le régime gras.

Il est des préparations de fer qui ne s'absorbent pas seulement dans l'estomac, mais qui continuent à s'absorber dans l'intestin.

Le fer réduit s'absorbe en grande quantité, nous l'avons déjà dit; mais il a, conjointement aux autres préparations ferrugineuses, le défaut de constiper. Le tartrate de fer, qui est presque insipide et a une action très-puissante, n'a pas, lui, le défaut de constiper : il est, au contraire, légèrement laxatif.

Le fer, une fois absorbé, entre dans la circulation et se combine aux albuminoïdes du sang pour constituer l'hématosine, et les globules une fois formés vont absorber l'oxygène dans les poumons, puis le portent dans les capillaires généraux, dans lesquels s'opère la combustion des matières hydrocarbonées pour produire la calorification animale. M. Liebig pense que c'est à l'état de protoxyde que le fer existe dans les globules. M. Quévenne a une opinion contraire : il croit que c'est l'albuminose qui, avec le sang, donne les globules.

Le fer introduit en excès dans l'économie est éliminé, et les voies d'élimination sont :

La sécrétion biliaire ;

La sécrétion urinaire ;

La peau ;

Les cheveux.

L'action locale des préparations ferrugineuses est astringente : les tissus pâlissent, se durcissent, se resserrent.

A l'intérieur, l'action n'est pas bien apparente pendant les quinze premiers jours. Suivant M. Trousseau, le fer donne des pesanteurs à l'estomac, diminue plutôt l'appétit qu'il ne l'augmente, donne de la constipation, noircit presque toujours les garde-robes, et très souvent les dents,

surtout quand l'on prend des préparations ferrugineuses solubles.

Suivant M. Grisolle, le fer donne de l'appétit,
facilite les digestions, et partant l'assimilation, et
de là rétablit les forces.

Ce qui fait que ces messieurs se contredisent,
c'est que M. Trousseau a observé l'effet physiologique du fer sur l'homme sain, et que M. Grisolle
l'a observé sur l'homme malade.

Nous venons de voir quel est le premier ordre
d'effets produits par le fer : voyons maintenant
quel est le second. Le second ordre des effets produits par le fer consiste dans de la céphalalgie,
de la difficulté dans le travail intellectuel, de la
sommolence, une sensation de malaise indéfinis-
sable, des boutons d'acné, etc.

C'est du côté des organes génito-urinaires que
nous trouvons l'expression du troisième ordre des
effets produits par le fer :

Ainsi, il y a de la chaleur en urinant, un peu
d'orgasme vénérien, et les menstrues se régu-
larisent chez les femmes prédisposées à l'action
du fer.

Si nous nous sommes laissé aller à une aussi
longue digression sur le fer, c'est qu'à lui seul il
forme la troisième grande médication générale,

appelée médication par les ferrugineux ou médication tonique.

Revenons à présent sur nos pas, et voyons, selon le programme que nous nous sommes tracé, quelle est la valeur thérapeutique des six premières médications dont nous avons parlé au commencement de ce chapitre.

1° Saignées générales ou locales sur le trajet de la colonne vertébrale.

Cette méthode, prônée par Sydenham, Bouteille, J. Frank, ne trouve que fort rarement son application, même dans la chorée inflammatoire, cas auquel un état de stimulation sanguine se joint à la chorée. Dans ces circonstances mêmes, la méthode antiphlogistique est fort incertaine dans ses résultats, lorsqu'elle n'est pas nuisible.

2° Les bains froids, seuls ou associés à l'asa fœtida, à l'oxyde de zinc, à la valériane, aux pilules de Méglin, au sous-carbonate de fer dans les cas les plus rebelles, forment la base du traitement employé chez les choréiques à l'hôpital des enfants. Ce traitement est d'un bon emploi pour les enfants.

3° Le bain froid par immersion était, selon Dupuytren, spécifique dans la danse de Saint-Guy; presque toujours il a réussi entre ses mains : il administrait, du reste, en même temps les pilules de Méglin.

4° Le bain froid administré, ainsi que le veut Constant, à la température de 15 à 18°, a remplacé à l'hôpital des Enfants le bain froid par immersion, auquel on a reconnu quelques inconvénients.

Le petit malade reste pendant une heure dans ce bain froid de 15 à 18°. Le régime est toujours fortifiant : la demi-portion et la portion entière sont accordées avec du vin.

5° Les préparations arsenicales de M. Guersant père, qui avaient déjà été mises en usage par les Anglais. On emploie l'arséniate de soude à la dose de 0,001 dans une potion de 100 grammes, et l'on en fait prendre une cuillerée d'heure en heure. MM. Hensch et Homberg, en Allemagne, établissent qu'on doit y recourir comme au moyen le plus efficace, lorsque la chorée a résisté aux moyens ordinaires.

6° Enfin, le traitement de M. Larrey, qui se compose :

1° De saignées locales révulsives faites avec la ventouse scarifiée ;

2° Du moxa égyptien placé le plus près possible du siége du mal ;

3° Des dérivatifs aux membres inférieurs ;

4° Des sédatifs au sinciput ;

5° Enfin des bains froids, et d'un régime rafraîchissant, mucilagineux.

Au lieu de placer, comme le plus grand nombre
des auteurs, cette névrose dans les organes de la
vie intérieure, et notamment dans ceux qui servent
à la génération, il établit au contraire son siége
dans l'encéphale ou dans ses annexes. Il fonde son
opinion sur plusieurs faits remarquables et sur
l'autopsie des cadavres d'individus qui ont succombé aux effets de cette maladie.

Deux thèses remarquables à tous égards, sur
le traitement de la chorée par le chloroforme et
par l'émétique à haute dose, la première due à
M. Jean Emile Géry (6 février 1855), la seconde
à M. Emile Adolphe Bonfils (13 janvier 1858),
nous imposent l'obligation de nous étendre sur
ces deux modes de traitement.

Parlons d'abord de la première de ces deux médications, de celle par le chloroforme. L'idée d'appliquer au traitement de la chorée les bienfaits du
chloroforme date de la découverte de cet agent.

Dans sa thèse inaugurale (de la Valeur thérapeutique de l'éthérisme, 1851), le docteur Prévost
a cité les cas de chorée traités par cette méthode.
Un professeur de l'école de Montpellier, M. Fuster,

dit s'être bien trouvé des inhalations de chloroforme dans une chorée traitée par ce moyen.

Les journaux anglais (the Lancet, 1848) contiennent cinq observations qui sont favorables à
l'emploi du chloroforme, et qui établissent que
par lui on a pu alimenter des malades qui ne man-
geaient pas à cause de la trop grande incohérence
des mouvements. M. Marsh a traité par les vapeurs
de chloroforme un garçon de douze ans atteint
d'une chorée grave dès le début et qui allait en
empirant. L'enfant ne dormait plus, et l'opium,
donné à des doses très-fortes, n'avait pu amener le
sommeil. Ce fut dans ces conditions que M. Marsh
employa le chloroforme : il en donna d'abord
pendant deux jours, et les muscles cessèrent de
s'agiter, quoique l'enfant ne fût pas endormi ; puis,
au bout de quelques heures, les mouvements reparurent, mais un peu moins violents ; l'enfant put
dormir pendant la nuit, et la journée du lendemain
fut beaucoup plus calme, grâce au chloroforme,
qui fut de nouveau administré. La nuit fut très-
bonne ; mais, le jour suivant, la chorée reparut
avec son intensité première ; deux nuits se passè-
rent sans un moment de repos. On reprit alors le
chloroforme jusqu'à production du sommeil cette
fois : dès le lendemain, amélioration sensible, l'en-

fant peut manger seul ; à partir de ce moment, il entra en convalescence, et se rétablit promptement.

Nous allons emprunter à la thèse de M. Géry quelques-unes de ses observations de chorées traitées par le chloroforme. Cela fait, nous dirons ce qu'il pense de ce mode de traitement et ce que nous en pensons nous-même.

1re *Observation de chorée traitée par le chloroforme.* — *Chorée sans complication, terminée par la mort.* (Hôpital des Enfants malades, service de M. Bouvier.)

Au n° 8 de la salle Saint–Louis, est couché le nommé X..., âgé de quatorze ans et demi, entré le 20 février 1854.

Au moment de son entrée à l'hôpital, cet enfant est hors d'état de nous donner un seul renseignement. Voici ce que nous avons appris par sa mère:

Le père est d'une bonne santé habituelle ; il n'est pas d'une robuste constitution, et a quelquefois des douleurs rhumatismales ; il n'a jamais eu d'accidents semblables à ceux de son fils.

La mère est une femme robuste, ayant toutes les apparences d'une bonne santé et se portant habituellement très-bien ; elle paraît assez intelligente et répond très–bien à nos questions.

Elle nous assure n'avoir jamais eu de maladies nerveuses, et n'a pas entendu dire qu'il y en ait eu dans sa famille.

Elle a une fille de vingt ans qui est d'une constitution un peu délicate.

Cette fille, brune, petite de taille, a été très difficilement menstruée : elle l'est régulièrement cependant depuis l'âge de quatorze ans. Elle est mariée depuis deux ans, et depuis quelque temps, sans qu'on puisse y trouver de causes, elle est prise de douleurs et de soubresauts dans les membres.

Elle n'a pas d'enfants, et à part ces mouvements involontaires, assez faibles du reste, elle se porte bien. Elle n'a jamais eu de douleurs rhumatismales. Les parents de l'enfant sont dans une certaine aisance, ont toujours bien nourri leurs enfants ; l'habitation qu'ils occupent est saine et bien aérée. Il n'ont que deux enfants : la fille dont nous venons de parler et le garçon qui fait le sujet de cette observation.

La mère n'a rien observé de particulier pendant qu'elle était grosse de son fils ; elle ne se rappelle pas avoir eu de peurs, d'envies, etc. ; elle est accouchée à terme, naturellement, en peu d'heures.

L'enfant se portait bien à la naissance, et a été

élevé au sein par une nourrice. On l'a sevré à huit ou dix mois; il s'est bien développé ; la première dentition s'est faite sans accidents notables; il n'a jamais eu de convulsions, pas plus à cette époque que plus tard.

Il a été vacciné à un an, la vaccine a très-bien pris, et nous en voyons de belles traces sur les deux bras. A quatre ans, l'enfant a eu une rougeole bénigne. Rien à noter depuis lors.

Il tousse quelquefois l'hiver, mais sans que le rhume dure longtemps et excite l'attention. L'enfant vit toujours dans de bonnes conditions d'hygiène et de nourriture ; il se développe bien, grandit vite, et est toujours plus fort et plus grand que les enfants de son âge.

Son intelligence est ordinaire ; il apprend bien à lire et à écrire ; on n'a pas remarqué qu'il fût adonné à la masturbation.

En un mot, il se porte parfaitement bien jusqu'à l'époque de l'invasion de la maladie qui nous l'amène. Il a toujours habité un logement bien aéré, et n'a jamais accusé de douleurs dans les membres ou dans les jointures. Il était depuis quinze jours employé chez un épicier quand il tomba malade.

Il n'avait là ni fatigue ni ennuis ; seulement il

était souvent exposé à des courants d'air ou plus chauds ou plus froids.

Sans causes connues, sans qu'il ait eu peur ou une émotion quelconque, il est pris tout à coup de mouvements irréguliers et involontaires, dans le bras droit d'abord, puis dans le membre inférieur du même côté. Au bout d'un jour ou deux, les traits de la face grimacent, puis l'enfant ne peut plus rien tenir dans la main.

Un jour ou deux plus tard, la marche est presque impossible, et on est obligé de le coucher; enfin les mouvements, toujours localisés à la moitié droite du corps, augmentent d'intensité. On appelle un médecin qui, voyant l'enfant dans un état alarmant, l'envoie immédiatement à l'hôpital des Enfants, où on nous l'amène le 20 février. Il est venu en voiture et avec beaucoup de peine. On ne lui a rien donné chez lui qu'une potion avec de l'éther.

Etat actuel. Le 21 février, au matin. Ce garçon paraît avoir une bonne constitution. Il est dans son lit, et le décubitus est variable. Il a les cheveux châtains, les yeux de couleur foncée; les dents sont assez bien rangées; visage un peu bouffi; lèvres épaisses; muqueuses colorées; systèmes musculaires et osseux bien développés. Ce garçon

14

est très-grand pour son âge; la poitrine est bien développée; l'embonpoint est médiocre, sans qu'il y ait de maigreur cependant; la peau est fine et blanche : ensemble du tempérament lymphatico-sanguin.

Le visage est coloré. Les réponses ne sont pas compréhensibles : il répond par un mot jeté brusquement et brièvement aux questions qu'on lui adresse, et ne peut dire une phrase un peu longue, malgré ses efforts.

Mouvements presque continuels et intenses localisés dans les deux membres du côté droit. Par instant les mouvements sont plus énergiques, plus étendus, et le bras droit se porte violemment en dehors et en haut; d'autres fois il vient frapper, par un brusque écart de côté, les planches qui bordent son lit. Les doigts de la main sont continuellement agités; le pouce se renverse sur la paume de la main; tantôt les doigts s'écartent les uns des autres, tantôt ils se rapprochent brusquement.

Les mouvements sont étendus dans la jambe droite, mais un peu moins que dans le bras; mouvements spasmodiques bien marqués des muscles des lèvres; la langue, un peu blanche, est également le siége de mouvements spasmodiques. Nous ne pouvons voir s'il y a des contractions des muscles du voile du palais ; les pupilles sont contractiles.

L'enfant voit et entend bien; l'intelligence paraît conservée, et le malade semble contrarié de ne pouvoir répondre à ce qu'on lui demande, malgré les efforts qu'il fait pour cela. On lui dit de serrer le plus qu'il peut avec la main droite : il ne peut y parvenir, à cause des mouvements de cette main. La main gauche serre bien.

Le pouls est assez régulier, un peu dur, 70 pulsations ; pas de bruit anormal au cœur. La respiration se fait bien, parfois elle est un peu saccadée ; pas de bruits anormaux. Pas de diarrhée, pas de constipation ; l'appétit est conservé. Le côté gauche du corps n'est le siége d'aucun mouvement. — Sinapismes, bains de pied sinapisés, bains sulfureux, bouillons et potages.

Le soir, nous trouvons le malade dans le même état. Il n'a pu prendre le bain de pieds, à cause de la violence des mouvements ; il est resté une demi-heure dans le bain, où on a eu beaucoup de peine à le maintenir. Le bras gauche est le siége de quelques légers mouvements. — On donne un julep avec 0,05 d'extrait d'opium.

Le 22. Le matin, à la visite, l'agitation a redoublé ; les mouvements sont continuels et très-intenses

dans les deux membres du côté droit, la face grimace d'une façon notable; le côté gauche est également pris, quoique à un degré moins fort. On
ne peut contenir l'enfant dans son lit qu'à grands
renforts d'alèzes passées autour de lui, et malgré
tout, il manque de tomber à chaque instant.

La langue est agitée de mouvements convulsifs;
impossibilité absolue de parler.

Pouls à 80, plein et vibrant; céphalalgie; pupilles un peu dilatées; visage coloré. — Saignée,
2 palettes; sinapismes; juleps avec 0,05 extrait
d'opium pour le soir. Nous faisons faire la saignée
devant nous : le sang a bien coulé. Immédiatement
après, un peu de calme.

Ce soir, à la visite, les mouvements ont reparu
avec leur intensité habitulle; le sang de la saignée
n'est pas couenneux; le visage est un peu moins
coloré; pouls à 70, sans dureté.

A neuf heures du soir, on vient nous chercher
en toute hâte pour voir l'enfant, qui est pris, dit-on,
d'une folie furieuse, et que quatre hommes ne
peuvent contenir dans son lit.

A notre arrivée, nous constatons l'état suivant :
la religieuse nous dit qu'après la visite du soir, les
mouvements ont pris une telle intensité, que l'enfant a roulé au bas de son lit deux ou trois fois,

malgré les alèzes tendues au-dessus de lui : on l'a alors attaché avec des bandes solides aux barreaux de son lit.

Les mouvements occupaient également les deux membres avec une violence telle, que les deux jambes, qui étaient solidement fixées ensemble, se sont séparées dans un brusque effort, en rompant le lien solide qui les attachait. Le visage était coloré, les yeux injectés, et deux infirmiers ne pouvaient le retenir sur son lit, tout garrotté qu'il était. Enfin, tout d'un coup, l'enfant, avec une force extraordinaire, brise tous les liens qui l'attachent, saute hors de son lit en renversant une fille de service qui voulait le retenir, en soufflette une autre, et court dans la salle comme un fou, en se jetant sur le lit des autres petits malades.

Trois hommes robustes, appelés en toute hâte, ont beaucoup de peine à le saisir et à le maintenir, et quand nous arrivons, nous trouvons l'enfant tout nu sur son lit, et ayant des mouvements d'une telle force, qu'il soulève et fait pirouetter les hommes qui le tiennent.

Il est impossible d'analyser les mouvements, tant ils sont rapides et désordonnés. Le visage est rouge, baigné de sueur; les yeux largement ouverts. Il nous est impossible de compter le pouls.

Nous envoyons immédiatement chercher une boîte pour y mettre l'enfant; car il est impossible de le laisser, dans l'état où il est, sur un lit ordinaire.

Pour calmer cette agitation et la violence des mouvements, nous chloroformons l'enfant tout simplement avec une compresse sur laquelle nous versons 3 ou 4 grammes de chloroforme.

Au bout de quelques inspirations faites en suivant au vol, pour ainsi dire, la tête de l'enfant, le calme arrive, et au bout de deux ou trois minutes le malade est plongé dans un sommeil profond. On en profite pour le mettre dans la boîte, qui est toute prête et toute garnie. Le pouls est bon, la respiration se fait bien. Quand l'enfant se réveille, expression de stupeur du visage, puis presque aussitôt retour des mouvements avec la même intensité qu'auparavant. On fait aussitôt respirer le chloroforme de nouveau, et au bout de quelques inspirations le sommeil et le calme arrivent de nouveau. L'enfant continue à dormir quand nous le quittons en prescrivant un julep avec eau de laurier-cerise 4 grammes, extrait de belladone 0,10 grammes, à prendre par cuillerées d'heure en heure dans la nuit.

Nous retournons voir notre malade vers minuit :

il est calme, dort, et a pris deux cuillerées de la potion. La respiration se fait bien ; le pouls est à 70, sans intermittence, sans dureté.

Le 23. Le matin, nous retrouvons l'enfant dans un état d'agitation extrême. Il n'y a rien eu de particulier jusqu'à quatre heures du matin ; à partir de ce moment, les mouvements sont peu à peu revenus, et ont bien vite repris leur intensité habituelle. A la visite, ils sont au summum de leur intensité : la face grimace horriblement ; la langue ne peut sortir de la bouche, ou en sort tout d'un coup sans que le malade puisse la rentrer. Les membres sont agités en tous sens ; l'enfant fait des sauts de carpe dans son lit, le corps tantôt ployé en avant, tantôt courbé en arrière ; les pieds frappent les bords du lit en tous sens et violemment ; les bras se rejettent brusquement en haut, malgré les liens qui les attachent ; agitation désordonnée et très-intense des doigts.

Les pupilles sont dilatées ; l'intelligence devient nulle ; l'enfant ne semble ni voir ni entendre ; impossibilité de parler.

La sensibilité cutanée est conservée, et la figure du malade exprime la douleur quand on le pince.

On ne peut parvenir à compter le pouls, qui ne paraît pas fréquent.

La peau du dos, des fesses, des coudes, des hanches, est rouge et excoriée légèrement par places.

J'endors de nouveau l'enfant avec le chloroforme devant M. Bouvier : il s'endort facilement, et tout mouvement cesse immédiatement.

Calme parfait. Au réveil, qui a lieu assez vite, les mouvements recommencent, mais avec moins d'intensité qu'auparavant.

L'enfant mange quelques potages, un peu de bouillon ; il boit un peu d'eau rougie. Il n'a pas eu de selles depuis son entrée; il urine bien et facilement. Julep 30 grammes avec 0,25 extrait d'opium, sinapismes.

Le 25. Le matin, l'enfant est un peu plus calme comparativement aux jours précédents; une selle liquide dans la journée après l'administration du purgatif. Les sinapismes ont été supportés un quart d'heure. Le malade a dormi cette nuit assez paisiblement de onze heures jusqu'à quatre heures du matin.

L'intelligence paraît un peu revenue: l'enfant comprend ce qu'on lui dit, mais répond très-difficilement et d'une manière presque inintelligible. On lui fait tirer la langue assez facilement; il fait signe qu'il n'a pas faim, et refuse les aliments qu'on lui offre.

Pouls sans fréquence, à 70 pulsations ; le visage est toujours coloré, les yeux un peu injectés, les pupilles dilatées ; la respiration se fait facilement. — Demi-julep avec 0,10 extrait gommeux d'opium.

Le soir, même état.

Le 25. Un peu de sommeil cette nuit, mais au matin les mouvements ont reparu avec leur intensité habituelle ; pas de selles depuis le purgatif. — Même julep ; eau de Sedlitz, 1 verre dans la journée.

Le soir, les mouvements ont perdu de leur intensité, quoiqu'ils persistent toujours cependant ; l'enfant est un peu abattu.

Le 26. Le matin, les mouvements ont reparu de nouveau avec la plus grande intensité : il a fallu maintenir l'enfant et le garrotter plus solidement. Au moment où nous le voyons, les mouvements choréiques ont bien diminué de violence ; la face est agitée de petits mouvements convulsifs, et les membres d'une sorte de tremblement continuel ; la face est pâle, baignée de sueur ; les pupilles dilatées, l'œil fixe, le regard hébété ; lèvres bleuâtres.

De temps en temps quelques grincements de dents.

Pouls petit, fréquent, à 108 ; respiration haute, courte, saccadée, 40 inspirations ; battements du cœur tumultueux, un peu irréguliers.

Peau chaude, couverte de sueur ; sensibilité presque nulle.

Sinapismes aux extrémités.

Le soir, état comateux dont on ne peut faire sortir le malade, qui succombe le 27 au matin.

L'autopsie n'a pu être faite, à cause de l'opposition formelle des parents.

2me *Observation de chorée traitée par le chloroforme.* — (Hôpital des Enfants, service de M. Bouvier.)

Au n° 41 de la salle Sainte-Geneviève, est couchée la nommée S... (Héloïse), âgée de 10 ans, entrée le 30 mai 1854.

Le père et la mère de cette enfant sont d'une bonne santé habituelle ; ils n'ont jamais eu ni l'un ni l'autre d'accidents semblables à ceux qu'on observe sur leur fille ; ils ne sont sujets ni l'un ni l'autre aux douleurs articulaires, et la mère, de qui nous tenons ces renseignements, nous affirme qu'elle n'a jamais entendu dire qu'il y ait eu, pas plus dans sa famille que dans celle de son mari, quelqu'un affecté de la maladie de sa fille.

Ils ont deux autres enfants : un garçon de 12

ans, une fille de dix-huit, tous deux d'une très-
bonne santé, et n'ayant rien offert de semblable à
la maladie de leur sœur. Ces deux enfants sont
robustes et bien portants ; ils sont d'un caractère
un peu irritable ; ils n'ont jamais eu de rhumatismes.

Les parents de l'enfant sont dans une certaine
aisance, et ont toujours bien nourri leurs enfants.
L'habitation qu'ils occupent est saine et bien aérée.
La mère n'a rien observé de particulier pendant sa
dernière grossesse ; elle est accouchée à terme,
naturellement et assez rapidement. L'enfant se
portait bien à la naissance ; elle a été élevée au
sein par sa mère, qui l'a sevrée à l'âge de huit
ou dix mois ; elle s'est assez bien développée ;
elle a eu quelques convulsions au moment de
faire ses dents, et rien de particulier plus tard.
Elle a été vaccinée à un an, et nous voyons sur
ses deux bras des cicatrices de bonne vaccine ;
elle n'a jamais eu ni rougeole ni autres maladies
jusqu'à l'âge de huit à neuf ans. Elle a toujours
été dans de bonnes conditions d'hygiène et de nourriture. Son intelligence et sa mémoire se sont
bien développées, et elle a appris assez rapidement à lire et à écrire. La mère n'a pas remarqué
qu'elle eût de mauvaises habitudes. En un mot,

nous n'avons à noter aucun antécédent morbide, tant du côté des parents que de celui de l'enfant.

Il y a un an qu'on s'aperçut, pour la première fois de quelque chose d'insolite dans ses mouvements, sa démarche, et surtout dans l'expression de sa physionomie.

Sans que rien de notable puisse en préciser la cause, elle est prise de mouvements irréguliers dans les bras et les mains : c'est d'abord le bras et la main droite qui sont pris les premiers, nous dit la mère, si bien qu'elle casse tout ce qu'elle touche ; puis les traits du visage grimacent un peu ; enfin les membres supérieurs gauches, puis les deux inférieurs, sont à leur tour le siége de mouvements irréguliers, mais à un très-faible degré. Cet état dura deux mois à peu près ; mais c'était si peu de chose, que la mère ne s'inquiéta pas, et ne fit pas traiter sa fille. Peu à peu les mouvements cessèrent, et un an se passa sans qu'on aperçût rien de nouveau.

Vers le 18 ou le 20 mai de cette année, les mouvements reparurent comme l'année précédente, d'abord dans le bras et la main droite, puis ensuite dans les trois autres membres, mais avec beaucoup plus d'intensité que la première fois. Cette fois encore la cause nous échappe complétement. L'irrégularité des mouvements devenant plus grande, la mère vint à la consultation de l'hôpital; on reçoit son enfant, qui est placée dans notre service, et, le 31 mai, nous constatons l'état suivant.

Le 31 mai. L'enfant est couchée dans une boîte; décubitus variable à tout moment. La petite malade paraît d'une bonne constitution; elle est maigre; les cheveux sont châtains; les yeux sont grands, très-ouverts, de couleur foncée; visage maigre, un peu pâle; muqueuses assez bien colorées; les dents sont assez bien rangées; système osseux bien développé, muscles assez grêles; la peau est un peu brune : ensemble du tempérament nerveux.

L'intelligence et la mémoire sont bien conservées : elle répond à nos questions, quoiqu'elle semble très-étonnée de notre présence.

Le visage grimace légèrement, les paupières clignotent un peu, et la mâchoire inférieure est agitée d'un léger mouvement de latéralité qui ne va pourtant pas jusqu'à gêner la parole; les commissures sont un peu tirées en dehors; la tête se penche tantôt en avant, tantôt en arrière, le plus souvent elle a un mouvement de rotation, et s'incline sur l'une et l'autre épaule.

L'enfant se tourne et s'agite continuellement sur son lit, sans pouvoir garder de position fixe. C'est le bras droit qui est le siége des mouvements les plus forts : les doigts se fléchissent et s'agitent continuellement ; si on essaye de faire appuyer la paume de la main de l'enfant sur un plan fixe, elle se retire aussitôt par un brusque soubresaut en dehors ; de même le bras exécute des mouvements de flexion et d'extension bien marqués. Elle ne peut saisir que difficilement les objets qu'on lui présente.

Mêmes phénomènes, mais moins intenses, du côté gauche.

Les extrémités inférieures sont agitées de mouvements semblables à ceux des extrémités supérieures, mais également des deux côtés. La marche est irrégulière, en zigzags, par saccades, de façon à faire croire que l'enfant va tomber.

L'enfant tire bien la langue, qui est un peu blanchâtre ; nous ne pouvons voir s'il y a des contractions des muscles du voile du palais ; les pupilles sont contractiles ; la sensibilité est partout conservée.

La santé générale est très-bonne ; pas de bruit anormal au cœur ; nous ne pouvons constater s'il y en a dans les carotides.

Le murmure vésiculaire s'entend également bien partout ; résonnance parfaite à la percussion. L'appétit est conservé ; pas de diarrhée, pas de constipation. En un mot, très-bon état général.

Pendant le sommeil, les mouvements sont abolis.

Notre intention étant de traiter cette enfant par les inhalations de chloroforme, on la laisse pendant deux jours sans rien faire absolument, pour l'habituer à l'hôpital. Même état pendant ces deux jours.

Le samedi 3 juin, on l'endort pour la première fois. On met 3 ou 4 grammes de chloroforme sur une petite éponge qui est au fond d'une compresse roulée en cornet, et on dit à l'enfant de respirer : elle s'y prête assez difficilement, et les violents mouvements auxquels elle se livre font qu'on est obligé de la maintenir, ce qui se fait, du reste, sans difficulté.

Avant de s'endormir, le pouls est à 90 ; les pupilles ne sont ni dilatées ni contractées.

A peine commence-t-elle à respirer le chloroforme, que les mouvements redoublent d'intensité : elle rejette vivement la tête en arrière, et fait tout ce qu'elle peut pour se débarrasser de l'appareil qu'elle a devant le visage. Le visage rougit, et les membres inférieurs, qui ne sont pas fixés, envoient rouler au loin les couvertures du lit. En même temps le pouls devient plus fréquent ; il arrive à 120 pulsations, petites, molles.

On a pris toutes les précautions pour que rien ne gêne la respiration. Au bout de deux minutes, les mouvements cessent brusquement, le visage pâlit, il y a une détente générale, et l'enfant s'endort paisiblement.

Le visage est un peu pâle, baigné de sueur ; les yeux sont fermés, les pupilles très-contractées ; expression de stupeur ; les membres supérieurs, couchés le long du tronc, ne sont le siége d'aucun mouvement ; de même, les membres inférieurs sont dans le repos le plus grand ; le pouls est bien ralenti : 50 pulsations, petites, régulières ; pas de bruit anormal au cœur, pas de bruits anormaux dans les deux carotides ; la respiration se fait bien.

L'enfant reste endormie pendant un quart d'heure ; puis au bout de ce temps elle se réveille, et presque aussitôt les mouvements reparaissent avec la même intensité qu'auparavant. Rien de notable dans la journée : l'enfant mange avec le même appétit, et joue comme d'habitude.

Le soir, à quatre heures, on l'endort de nouveau : mêmes phénomènes que le matin ; exaspération des mouvements tout d'abord, puis détente générale.

Le 4. L'enfant a bien dormi, cette nuit, d'un sommeil calme et naturel ; elle n'a pas eu de mouvements choréiques pendant la nuit, mais ce matin ils ont reparu aussitôt le réveil. On endort la petite malade pour la troisième fois. Mêmes phénomènes : elle s'endort facilement, s'agite énormément tout d'abord, puis tout rentre dans le calme le plus absolu.

Dans la journée, légère diminution dans les mouvements : la marche est plus assurée, mais les membres supérieurs et les muscles de la face sont le siége des mêmes mouvements. Le soir, quatrième chloroformisation. Rien de particulier.

Le 5. On endort de nouveau l'enfant matin et soir. Il y a une amélioration notable dans cette journée. Les mouvements des extrémités inférieures ont presque entièrement cessé : l'enfant peut aller d'un bout de la salle à l'autre en droite ligne. Les mouvements des bras, à droite et à gauche, sont à peine marqués, quoique sensibles; seuls les doigts et les mains sont toujours le siége de mouvements aussi irréguliers et aussi étendus ; de même, le visage grimace autant que les jours passés. La nuit est bonne : pas de mouvements pendant le sommeil. Très-bonne santé générale.

Le 6. On endort l'enfant. Toujours les mêmes

15

phénomènes : exacerbation d'abord, bientôt suivie du calme le plus complet. Le pouls, accéléré d'abord, tombe ensuite : nous comptons 100 pulsations au commencement, puis 55 à 60 pendant le sommeil. La respiration se fait très-bien. La journée se passe encore mieux qu'hier : les mouvements sont tout à fait nuls aux extrémités inférieures, et presque insensibles aux supérieures. Je fais appuyer la paume de la main de l'enfant sur la mienne, et on ne sent que quelques légers soubresauts : la main ne saute pas ni en dehors ni en dedans. Le visage a repris du calme, et n'est plus le siége de continuelles grimaces. Il y a une amélioration telle, qu'on se dispense de chloroformer la malade le soir.

Le 7. La nuit s'est bien passée. Le matin l'enfant est calme dans son lit. Pas de mouvements aux membres inférieurs ; légers tressaillements des doigts et des mains ; légère agitation des muscles de la face. L'enfant boit bien, sans secousses, sans saccades ; elle avale doucement ; elle prend facilement de petits objets, une plume par exemple, mais avec un peu d'hésitation une aiguille. On l'endort, et on observe toujours le même phénomène d'exacerbation dans les mouvements tout d'abord, quoique beaucoup moins intenses que les jours précédents. Rien de particulier dans la journée.

La nuit s'est bien passée : pas de mouvements pendant le sommeil.

On endort l'enfant le matin. La journée se passe très-bien, et l'amélioration dans les symptômes devient de plus en plus sensible. L'enfant marche parfaitement bien, sans zigzags, sans faire un pas plus vite l'un que l'autre ; les bras ne sont le siége d'aucun mouvement, seuls les doigts sont très-légèrement agités ; les traits de la face sont calmes, les commissures ne sont plus tirées en dehors, la mâchoire inférieure est fixe ; l'enfant boit et mange parfaitement bien. Nous lui faisons enfiler une aiguille, assez grosse il est vrai : elle l'enfile très-facilement. La santé générale est parfaite ; l'appétit est très-bon, les digestions faciles.

Aucuns troubles du côté du cœur ou du poumon.

Le 9. On endort l'enfant pour la dernière fois le matin : un peu d'exacerbation au début, puis calme complet.

Le 10. On cesse complétement l'usage du chloroforme. La journée d'hier s'est bien passée. L'enfant va et vient toute la journée ; à part une très-légère hésitation dans la démarche générale et dans l'ensemble de la physionomie, on ne se douterait pas qu'elle a été affectée d'une chorée aussi marquée et aussi générale.

Nous gardons l'enfant dans la salle jusqu'au 15, sans plus lui rien faire, et sa mère l'emmène ce jour-là. Voici l'état dans lequel elle sort : santé générale excellente ; elle a un meilleur teint et un meilleur aspect que quand elle est entrée dans notre service ; les traits du visage sont très-calmes, pas de grimaces en parlant et en riant ; les membres supérieurs ne sont plus le siége d'aucuns mouvements. L'enfant coud devant nous ; elle brode avec une aiguille très-fine qu'elle a facilement enfilée elle même ; cependant, quand on lui fait étendre les mains devant elle, il y a encore quelques légers tressaillements dans les doigts de la main droite. Il n'y a plus rien d'anormal dans les extrémités inférieures : la démarche est ferme et assurée. La mère nous promet de nous ramener l'enfant à la moindre récidive.

Le 20 juillet, nous voyons revenir à la consultation notre ancienne malade, reprise de mouvements choréiques ; nous la reprenons dans notre service, et voici ce que nous constatons :

La mère nous dit que ce n'est que depuis deux jours que les mouvements ont reparu : il n'y avait rien eu jusque-là, et l'enfant était restée telle qu'elle était sortie de l'hôpital. Sans causes connues, les mouvements saccadés ont reparu comme la première fois, d'abord dans le bras droit, puis dans le gauche, puis enfin dans les extrémités inférieures ; les traits du visage grimacent, mais beaucoup moins que la première fois.

En somme, elle est dans un état beaucoup moins intense que la première fois.

Le 21. On endort la malade, avec les mêmes précautions et les mêmes phénomènes que la première fois, le soir et le matin.

La journée se passe bien, et déjà le soir les mouvements ont de beaucoup diminué, dans les extrémités inférieures surtout.

Le 22. Nouvelle chloroformisation le matin seulement.

Très-grande amélioration dans la journée : la démarche est bonne ; les mouvements ont presque complétement cessé dans les bras et les mains ; les traits de la face sont calmes.

Le 23. L'enfant va tout à fait bien, et elle sort le 25, sur sa demande, dans le même état qu'à sa première sortie, et en promettant de revenir nous voir.

3ᵉ *Observation de chorée traitée par le chloroforme*. — B... (Marie), huit ans et demi, est couchée au nᵒ 4 de la salle Sainte-Geneviève, entrée à l'hôpital le 3 juillet.

C'est une petite fille aux cheveux blonds, à la peau fine et blanche; lèvres assez épaisses; muqueuses assez colorées; systèmes osseux et musculaires régulièrement développés. Taille ordinaire; ensemble du tempérament lymphatique; bonne constitution d'ailleurs. Elle est d'une bonne santé habituelle; vaccinée; elle n'a jamais eu de fièvres rouges; quelques convulsions à l'époque de la dentition. Son père et sa mère sont bien portants, n'ont jamais eu de rhumatismes, habitent un endroit sec et bien aéré, et vivent dans toutes les conditions d'une bonne hygiène.

Ils ont deux autres enfants, de bonne santé habituelle. Notre petite malade, pas plus que ses frères, ne s'est jamais plainte de douleurs dans les jointures.

On ne sait à quelle cause rattacher la maladie qui l'amène dans nos salles. Depuis déjà un certain temps elle était volontaire, distraite et inappliquée, au contraire de ce qu'elle était habituellement; mais sa mère ne s'était aperçue d'aucuns mouvements particuliers, à l'exception du visage, qui grimaçait un peu. Il y a dix jours, elle devient maladroite, ne peut rien tenir dans ses mains, dont les doigts deviennent très-agités, et en même temps elle trébuche souvent en marchant. Sa mère la gronde, mais s'aperçoit que par ce moyen la petite gesticule de plus en plus. Elle fait appeler un médecin, qui ordonne une potion; puis, n'en voyant aucun effet, elle amène sa fille à l'hôpital.

A son entrée, l'enfant présente les symptômes d'une chorée d'une intensité moyenne : ce sont surtout les deux mains et les bras qui sont le siége des mouvements les plus forts. La marche est fort peu sûre, et l'enfant va en zigzag; le visage est le siége de grimaces continuelles. L'enfant mange et boit en salissant sa robe, et après une série de mouvements et d'essais longs et très-bizarres.

On laisse l'enfant dans le service jusqu'au 8, sans lui rien faire, pour bien l'observer. Les mouvements furent presque toujours les mêmes et conservèrent la même intensité. Le 8, on fit respirer le chloroforme, comme dans l'observation ci-dessus ; mêmes effets primitifs.

L'enfant se débat, s'agite avec violence; puis, au bout d'une minute, tout rentre dans le calme le plus parfait. On chloroformise de nouveau le

soir: mêmes effets, même résultat. On continue à
chloroformiser l'enfant deux fois par jour jusqu'au
12, après quoi on se contente de l'endormir une
fois par jour, le matin.

A cette époque, il y avait déjà une très-grande
amélioration : l'enfant marchait droit, mangeait
seule, sans se salir aucunement, ramassait facilement une plume, une épingle, mais ne pouvait
encore enfiler une aiguille, quoiqu'elle pût coudre
cependant; seul, le visage a conservé quelques
grimaces involontaires.

Le 28, on l'endormit pour la dernière fois.

A cette époque, la marche était sûre, et se faisait en droite ligne, sans hésitation. Les membres
supérieurs sont parfaitement calmes, et les mains
et les doigts n'exécutent plus que les mouvements
que leur transmet la volonté. Nous faisons devant
nous broder l'enfant, qui a commencé par enfiler
elle-même son aiguille.

Le visage est calme; en un mot, l'enfant est
tout à fait dans son état normal.

Ainsi donc, au bout de treize jours, l'enfant
qui fait le sujet de cette observation était dans
l'état le plus satisfaisant, et la guérison pouvait
être regardée comme assurée. Notre petite malade
est sortie dans les premiers jours du mois d'août,

et sa mère nous a promis de la ramener à la moindre récidive : jusqu'à présent, nous ne l'avons pas revue.

4e Observation de chorée traitée par le chloroforme. — G... (Fanny), dix ans, entrée le 19 juillet, est couchée au n° 41 de la salle Sainte-Geneviève. Cette enfant est assez grande pour son âge; cheveux châtains, visage un peu pâle; muqueuses peu colorées; systèmes musculaires et osseux bien développés. Bonne constitution; ensemble du tempérament lymphatico-nerveux. Elle est d'une bonne santé habituelle. L'an passé, elle est venue à l'hôpital des Enfants, salle Sainte-Catherine, pour se faire traiter d'une première attaque de chorée survenue sans causes bien appréciables. Quand elle est entrée, il y avait un mois qu'elle était malade chez elle. Le chef du service dans lequel elle fut placée lui fit donner des bains sulfureux et l'envoya à la gymnastique; elle sortit au bout de vingt-cinq jours, à peu près guérie, nous dit la mère. Il y a quinze jours que la deuxième atteinte est survenue, toujours sans causes bien précises; on ne lui a rien fait chez elle. A son entrée, cette enfant présente à l'observation une chorée peu intense; elle marche à peu près droit; de temps en temps seulement quelques mouvements déréglés, surtout dans le membre inférieur gauche. Les mains et les doigts sont le siége de mouvements plus forts : elle ne peut ni prendre, ni garder quand on les lui a mis dans la main, des objets de petit volume. Elle peut mangèr et boire seule, mais avec cette série de tâtonnements décrits partout, et qu'il faut pourtant avoir vus pour bien s'en rendre compte ; le visage grimace légèrement. En somme, on le voit, nous avons affaire ici à une chorée bénigne, mais bien marquée.

On fait respirer le chloroforme deux fois par jour, le matin et le soir , les 21 , 22 et 23 juillet. Dès lors amélioration très-sensible ; la marche est tout à fait régulière, et les mains et les doigts ont repris leur assurance normale. Le visage grimace encore un peu.

On continue l'emploi du chloroforme , mais une seule fois par jour, les 24, 25, 26 et 27 juillet, jour où on endort l'enfant pour la dernière fois.

Chaque fois que nous employons le chloroforme, nous observons chez cette enfant les mêmes phénomènes que nous avons déjà notés chez les autres : vive exacerbation d'abord , bientôt suivie d'une détente générale et du calme le plus complet.

A sa sortie de l'hôpital , le 6 août, l'enfant est

dans un état parfait. Elle peut coudre, broder ;
toute trace de mouvement anormal a disparu, et
la guérison est encore obtenue dans ce cas-là.

On doit ramener cette petite malade à la moindre
récidive, et, jusqu'à présent, nous ne l'avons pas
revue.

Voilà donc un cas de chorée bien bénigne, sans
la moindre intensité dans les mouvements, qui a
rapidement guéri sous l'influence heureuse des inhalations de chloroforme, répétées deux fois par
jour pendant quelques jours, puis une seule fois,
jusqu'à la parfaite cessation de tout mouvement.

5ᵉ *Observation de chorée traitée par le chloroforme.* — (Cette observation a été remise à
M. Géry par M. Boscredon, qui l'a recueillie à
l'Hôtel-Dieu, dans le service de M. Piedagnel, remplacé provisoirement à cette époque par M. Grisolle.)

Il s'agit d'une jeune fille de seize ans, réglée
depuis un an, d'une manière régulière avant son
entrée. Depuis son arrivée, elle n'a rien vu.

Elle est venue à l'Hôtel-Dieu le 11 novembre.
Elle était malade de sa chorée depuis trois mois.
Avant, elle avait eu d'abord une rougeole, puis
une scarlatine à laquelle la maladie nerveuse a succédé. Un premier traitement a été fait à la Pitié

dans le service de M. Sée. Il a consisté en bains alcalins, en bains sulfureux, en préparations ferrugineuses, et en une potion dont la malade ne peut pas spécifier le contenu.

Cette médication n'a donné aucun résultat ; de telle sorte que, lors de son entrée à la salle Saint-Joseph, la jeune fille, au lieu d'être soulagée, se trouvait plus mal.

Elle a été traitée dès les premiers jours par le chloroforme donné à l'intérieur à la dose de 50 centigrammes dans un julep de 120 grammes. Cette potion était prise par cuillerées à une heure de distance.

Après quelques jours, le chloroforme donna lieu à des vomissements fréquents, qui obligèrent à suspendre son administration par la bouche.

Il fut donné en lavements, d'abord à la même dose de 50 centigrammes, puis la dose fut doublée et donnée en deux fois. Ainsi administré, le chloroforme n'a produit aucun effet.

Dès les premiers jours du mois de décembre, et sur le conseil de M. Grisolle, la malade a été soumise deux fois par jour aux inhalations de chloroforme. L'amélioration a commencé après quelques jours, et a augmenté progressivement jusqu'au moment où j'ai quitté le service. Quand la

malade est entrée, elle avait des convulsions choréiques des membres inférieurs, qui ne lui per-
mettaient ni de se tenir à la même place, ni de rester immobile sur un seul pied, ni quelquefois de
marcher en ligne droite ou dans la direction qu'elle
voulait suivre. Ses bras, et surtout ses doigts,
étaient sans cesse en mouvement, ce qui l'empêchait de faire avec ses mains un travail qui de-
mandait soit précision, soit application soutenue.
Enfin, les muscles de la face participaient à la maladie. Ils se contractaient fréquemment, plus souvent quand la malade s'apercevait qu'elle était observée : sa figure alors était grimaçante, ou bien
exprimait le sourire mêlé à l'ironie. A ma sortie
de l'hôpital, tous ces accidents étaient amoindris
au point qu'il n'eût pas été possible de les apercevoir si on n'eût pas été averti de l'existence
d'une chorée, et si on n'eût prêté une grande attention. La marche est facile ; la station sur les deux
pieds est possible si elle n'est pas longtemps pro-
longée. Elle peut avec les bras et les mains faire
un travail assez délicat, comme par exemple une
broderie. Enfin, sa figure, portée encore à sourire,
ne grimace plus, et peut parfois demeurer impass-
sible. Cette choréique a présenté quelques particularités pendant qu'elle était soumise aux inhala-

tions du chloroforme. Après une minute ou deux, les mouvements choréiques cessaient , et tout le corps était en résolution. L'analgésie et l'anesthésie se produisaient progressivement , lentement, de telle sorte que l'insensibilité à la douleur était toujours plus marquée que l'insensibilité au contact. Ainsi, on pouvait pincer fortement la peau, enfoncer des épingles profondément, sans provoquer la souffrance , tandis qu'au même moment la malade percevait le contact de la main, du doigt, d'un objet quelconque, et à la surface de tout son corps. L'analgésie et l'anesthésie n'étaient complètes que lorsque le sommeil était venu. Celui-ci se faisait longtemps attendre, et exigeait une quantité énorme de chloroforme. En moyenne, il fallait 18 minutes et 25 grammes de chloroforme. Cependant il n'est pas survenu d'accidents, à moins qu'on ne considère comme tels des nausées que la malade a éprouvées quelquefois à son réveil, plus souvent après la chloroformisation du soir.

6e *Observation de chorée traitée par le chloroforme.* — B. . . (Eugénie), quatorze ans et demi, couchée au n° 41, puis au n° 10 de la salle Sainte-Geneviève; entrée le 24 juin.

Cette enfant s'est toujours bien portée , à part quelques indispositions sans importance; elle est issue d'une famille où le tempérament nerveux paraît prédominer. De deux à cinq ans, elle a eu des douleurs dans les jambes, sans qu'on puisse en déterminer la cause; en même temps, elle avait quelquefois la fièvre. Depuis cette époque, elle s'est toujours bien portée. Elle a été vaccinée, et n'a eu ni la rougeole ni la scarlatine.

Il y a six mois, sa sœur, de qui nous tenons ces renseignements, nous assure qu'il lui est sorti quelques gouttes de sang par l'œil : cela serait arrivé une dizaine de fois, sans qu'on sache pourquoi, et sans avoir du reste la moindre influence sur la santé générale de l'enfant. B... est réglée depuis un an et demi régulièrement : les règles se sont bien établies, sans douleurs et sans aucun trouble physiologique. Il y a trois mois qu'a commencé l'affection pour laquelle cette enfant est dans nos salles. Le début a été brusque, instantané, sans causes connues.

Tout d'un coup, malgré elle, l'enfant pousse un cri cadencé, modulé d'une certaine façon; puis, au bout de quelque temps, le cri cesse pendant un temps variable, mais ne dépassant pas de quatre à six heures, pour reparaître ensuite.

L'émotion, la crainte, etc., suffisent pour hâter la venue de la crise, qui arrive souvent pendant la

nuit. Ce chant modulé se fait fréquemment entendre dans la journée, et n'a jamais disparu pendant un jour entier, depuis qu'il a commencé, excepté toutefois pendant la période menstruelle.
Comme traitement antérieur, on a successivement
prescrit, sans aucun succès, la valériane, les bains,
les opiacés, etc.; on a placé un vésicatoire au larynx; on a mis des sangsues, des sinapismes :
rien n'a pu enrayer un seul jour la maladie.

Etat actuel. Jeune fille bien constituée, assez
forte pour son âge; cheveux châtains, abondants;
yeux de couleur foncée; cils longs; peau blanche.

Les dents sont bien rangées, mais sont de couleur jaunâtre; taille ordinaire.

Cette enfant est formée comme on l'est à dix-
huit ans; les seins sont développés, le pubis cou-
vert de poils. Elle a l'ensemble d'une jeune femme
avec des manières enfantines. Systèmes musculaire
et osseux bien développés; tissu adipeux abondant;
muqueuses bien colorées. Ensemble du tempérament lymphatico-sanguin; intelligence assez bien
développée. Toutes les fonctions de l'économie s'exécutent régulièrement. Respiration pure et normale
aux sommets; pas de palpitation, pas de bruits
anormaux au cœur; bon appétit, digestions faciles.

Légers mouvements choréiques dans les membres supérieurs et inférieurs, mais à un très-faible degré. Le visage grimace très-légèrement. Les mouvements sont plus forts si l'enfant est émue ou si on la regarde trop fixement; mais ce qui attire surtout notre attention, c'est ce cri, ce chant modulé, qui tout à coup se fait entendre comme rhythme sur trois tons différents, sans que rien avertisse qu'il va éclater. Il dure un temps variable : une heure, deux heures; puis cesse quelquefois pendant le même laps de temps pour reparaître ensuite.

Cette convulsion des muscles du larynx, jointe aux autres symptômes de chorée qui existent chez cette enfant, nous fait penser que nous avons affaire à une chorée du larynx, et nous songeons de suite à voir ce que pourra le chloroforme dans un cas où toutes les autres médications ont échoué.

Après quelques jours d'observation, pendant lesquels le chant modulé revient continuellement, nous endormons l'enfant. L'opération se fait facilement et rapidement; l'enfant reste endormie pendant un quart d'heure.

A peine avions-nous rapproché le chloroforme du visage de la jeune fille, que l'émotion fait éclater le phénomène dont nous venons de parler, et qui s'arrête aux premières inspirations. La journée se passe bien, et le chant ne se fait entendre que le soir.

Même chose le jour suivant ; et, pour abréger, je dirai qu'on a fait respirer le chloroforme à cette jeune fille dix-huit fois. Pendant ce temps, la chorée bénigne des membres et du visage cessa complétement, et la chorée du larynx passa par beaucoup de métamorphoses : tantôt le chant ne reparut pas pendant des journées entières, tantôt il reparaissait peu de temps après le réveil pour ne plus se faire entendre du reste de la journée ; une fois il resta trois jours sans reparaître, et nous croyions à une guérison, quand malheureusement nous l'entendîmes de nouveau le quatrième jour, à notre grand désappointement.

Cet état persista jusqu'à la sortie de l'enfant, le 18 août.

Alors tous les symptômes de la chorée générale avaient tout à fait disparu : il ne restait plus que la chorée du larynx, qui était bien modifiée, il est vrai, mais qui n'était pas entièrement guérie.

7me *Observation de chorée traitée par le chloroforme.* — (Cette observation a été recueillie à l'hôpital Saint-Louis dans le service de M. Bazin.)

F... (Louise Alexandrine), âgée de 17 ans, blanchisseuse, entrée le 24 novembre 1854, salle Sainte-Foi, n° 15.

Cette jeune fille a encore son père, qui est d'une bonne santé habituelle, et qui a 57 ans ; sa mère est morte d'une maladie de poitrine ; elle a trois frères plus âgés qu'elle, se portant bien, et jamais elle n'a entendu dire qu'il y ait eu dans sa famille une maladie qui ressemblât à la sienne. Sans être dans l'aisance, sa famille n'a jamais souffert de privations.

Cette jeune fille s'est toujours bien portée jusqu'à l'âge de douze ans : à cette époque, apparition de la première menstruation, qui est accompagnée de céphalalgie, d'engourdissements ; puis tout cela disparaît, les règles s'établissent et paraissent toujours régulièrement jusqu'au début de l'affection qui l'amène dans nos salles : leur durée était de trois à cinq jours.

Depuis l'âge de dix ans, elle est blanchisseuse et repasse souvent, toujours exposée au feu du fourneau ; elle a toujours habité un logement sec, et a toujours été dans de bonnes conditions hygiéniques ; jamais de douleurs articulaires.

Vers l'âge de quinze ans, à la suite d'une vive altercation avec sa mère, qui voulait la battre, elle

a une vive émotion, pleure et est très-effrayée :
elle avait alors ses règles, qui se sont brusquement
supprimées; à la suite, elle eut des coliques, et
dans la semaine, dit-elle, les deux cuisses, puis
les deux jambes, furent enflées; cette enflure dura
deux semaines, puis tout disparut pour ne plus
reparaître.

En même temps, elle fut prise de tressaillements très-forts dans les jambes : elle saute en
arrière, ne peut plus garder l'attitude verticale, et
marche tout de travers en sautant. Pendant deux
semaines, les membres inférieurs seuls sont le
siége de la chorée; puis, au bout de ce temps, les
bras sont pris à leur tour : elle ne peut se servir
de ses mains ni pour boire ni pour manger, et on
est obligé de lui rendre cet office.

Elle a en même temps un mouvement d'élévation des deux épaules, avec projection de la tête en
avant, qui revient à tout moment.

Tous ces mouvements augmentent d'intensité
sous l'influence de la plus légère émotion.

Depuis le commencement de la maladie, les
règles, bien régulières auparavant, ont éprouvé
des troubles notables : elles sont très-irrégulières,
et viennent au bout de quinze jours, tantôt plus
tôt, tantôt plus tard; peu abondantes, elles durent
à peine un jour.

Pendant cette période, la malade a des coliques, des maux de reins, et comme une sensation de boule qui lui remonte au gosier. Elle a eu quelquefois, à la suite de l'époque menstruelle, des attaques où elle se roidissait, grinçait des dents, ne perdait pas connaissance entièrement, et pleurait abondamment ensuite.

La santé générale a toujours été bonne. Le sommeil est quelquefois troublé par un mouvement brusque et saccadé. Comme traitement antérieur, on lui a donné des bains prolongés, des potions qui avaient un goût amer ; on a essayé de la saigner, puis on a appliqué, il y a cinq semaines, 20 sangsues aux cuisses, à une époque menstruelle : les règles n'ont pas coulé davantage. Elle a pris de la tisane de valériane, des pilules de sulfate de quinine ; on lui a mis des ventouses le long du rachis ; on lui a donné des bains froids, sulfureux, de vapeurs ; des potions dans lesquelles il y avait du chloroforme : tous ces médicaments n'ont produit absolument aucun effet.

Le 25 novembre. Nous recevons cette malade à l'hôpital Saint-Louis, et nous constatons l'état suivant : jeune fille de taille moyenne, assez forte, aux cheveux noirs; visage coloré ; yeux noirs, brillants ; dents blanches et bien rangées ; muqueuses colorées; systèmes musculaire et osseux bien développés; bonne constitution ; ensemble du tempérament sanguin ; intelligence et mémoire très-nettes. Pendant que nous examinons cette jeune fille, les mouvements choréiques des membres sont portés à un haut degré : elle ne peut rester ni en place ni assise ; c'est à peine si elle peut se maintenir sur un lit où je la fais poser.

Le premier moment d'émotion passé, les mouvements se calment un peu, mais sont toujours d'une remarquable intensité, surtout dans les jambes; le mouvement de projection de la tête et d'élévation des épaules se fait coup sur coup ; cependant la parole est nette, et la jeune fille nous donne facilement tous les détails que nous venons de consigner.

Nous commençons, chez cette jeune fille, le traitement par les inhalations de chloroforme le 26 au matin : elle s'endort facilement après avoir lutté un peu, mais sans que les mouvements soient sensiblement exagérés; le sommeil est très-calme, et la malade se réveille comme au milieu d'un rêve heureux. Aucun mouvement, soit général, soit local, ne se manifeste dans la journée, et ce n'est que dans la soirée que les mouvements reviennent presque avec la même intensité.

Le 27. Seconde chloroformisation qui est suivie des mêmes phénomènes qu'hier : seulement l'effet dure plus longtemps ; notre malade marche plus sûrement, et les mouvements de tête et d'épaule sont bien amoindris.

Le 28 au matin. Nous la trouvons tout à fait calme, au grand étonnement de M. Bazin, qui ne pouvait croire à un si prompt soulagement. — Nouvelle chloroformisation. Dans la journée, quelques mouvements.

Pour abréger, tout alla pour le mieux pendant 5 ou 6 jours, quand, sous l'influence de contrariétés répétées dans la salle, cette jeune fille fut prise d'une violente attaque d'hystérie, à la suite de laquelle les mouvements de la tête et des épaules reparurent avec une grande intensité ; quant aux mouvements choréiques des membres, ils ne reparaissent plus. Appelé sur-le-champ, nous fîmes de suite respirer le chloroforme, et le calme se rétablit aussitôt. Deux fois, dans le courant de décembre, les mêmes phénomènes se représentèrent, et le chloroforme les arrêta toujours avec la même rapidité, laissant ensuite 12 ou 24 heures de calme à la jeune fille. Les mouvements de la tête et des épaules seuls existaient encore de temps en temps, quand nous avons quitté l'hôpital, à la fin de décembre. Quant aux mouvements choréiques qui existaient à un degré si marqué dans les membres supérieurs et inférieurs, ils ont tout à fait disparu : notre malade marche parfaitement bien en droite ligne, et se sert de ses mains et de ses doigts comme quand elle était en bonne santé.

Il semble que ce soit l'état hystérique, très-prononcé chez elle, qui donne lieu aux redoublements que nous observons dans les mouvements des épaules et de la tête.

Avant de dire ce que pense M. Géry du traitement de la chorée par le chloroforme et ce que nous en pensons nous-même, nous croyons ne pouvoir nous dispenser d'accoler aux sept observations de chorées traitées par le chloroforme, que nous lui avons empruntées, trois autres observations de chorées également traitées par le chloroforme par M. le docteur Francesco Viglezzi, de Milan : ces trois observations ont paru dans la Gazzetta med. italiana, Lombardia, 4 août 1856, et ont été reproduites par le docteur Noirot, de Dijon, dans son Annuaire de littérature médicale étrangère pour 1857, pages 182, 183 et 184.

8ᵐᵉ *Observation de chorée traitée par le chloroforme.* — Beretta Fortunato, âgé de 8 ans, était atteint depuis un mois environ d'une chorée dont une peur avait été la cause occasionnelle. A son entrée à l'hôpital le 30 janvier 1856, le trouble de la contractilité musculaire occupait principalement les membres supérieurs, qui s'agitaient continuellement et dans tous les sens. La station était impossible. Pupilles assez dilatées, yeux brillants. Le petit malade articulait les mots avec peine; sa physionomie, autrefois douce et intelligente, avait perdu son expression. Absence de fièvre. La partie du rachis comprise entre la cinquième vertèbre dorsale et les premières lombaires était sensible à la pression. On administra quelques anthelminthiques; on pratiqua des lotions froides sur la partie douloureuse de la colonne vertébrale, puis on y appliqua des sangsues. La douleur spinale étant calmée, on essaya l'atropine; mais cet alcaloïde fut mal toléré, et on fut obligé d'en suspendre l'usage au bout de trois jours.

Quelques inhalations d'éther n'ayant procuré que des résultats incomplets, on eut recours au chloroforme, qui fut inhalé les 10, 11 et 12 février soir et matin, à la dose de 4 grammes. En moins de trois minutes l'enfant tombait dans un état profond d'anesthésie avec abolition complète du mouvement. A son réveil, au bout de 5

à 6 minutes, il était plus calme, et les mouvements convulsifs moins fréquents. Le 13, les
fonctions organiques s'accomplissaient avec régularité; la physionomie était meilleure, plus gaie
et plus expressive; seulement la pupille était
légèrement dilatée et le regard quelquefois fixe.
Le malade articulait mal, et la partie du rachis
sur laquelle on avait appliqué les sangsues présentait une rougeur érysipélateuse.

Du 13 au 16 inclusivement, c'est-à-dire
pendant quatre jours consécutifs, le docteur
Vandoni entreprit de traiter le malade par le
magnétisme animal; mais les passes ne firent
qu'augmenter la fréquence et l'intensité des mouvements convulsifs. Le 17 on revint à l'usage du
chloroforme.

Au bout de quelques jours, sous l'influence
de cet agent administré sans aucun auxiliaire,
l'enfant commença à se tenir sur ses jambes et à
marcher. L'état intellectuel ne s'améliora pas
moins que l'état physique.

Enfin le 3 mars les mouvements choréiques
généraux ou partiels avaient complétement cessé;
l'enfant répondait avec facilité et promptitude à
toutes les questions qui lui étaient adressées; il

avait la parole libre, la physionomie expressive, l'air gai, et l'appétit excellent.

9me *Observation de chorée traitée par le chloroforme.* — Colombo Bernardo, âgé de 14 ans, avait été affecté quelques années auparavant d'une chorée qui s'était dissipée spontanément, sans aucune médication.

Le 22 mars 1856, nouvelle attaque. Les anthelminthiques, une saignée, une application de sangsues à l'épine dorsale, n'ayant apporté aucune amélioration à l'état du petit malade, il entra le 30 mars à l'hôpital. Le caractère des mouvements convulsifs ne laissait aucun doute sur la nature de l'affection. Ne pouvant assigner une cause plausible à cette maladie, M. Viglezzi essaya les applications de chloroforme répétées soir et matin pendant 5 à 8 minutes. De jour en jour les mouvements choréiques perdirent de leur fréquence et de leur intensité. Le 12, la guérison paraissait complète, et l'on suspendit le traitement. Le 16, Colombo se plaignait de ce qu'il lui restait encore dans les membres une sensation de fourmillement, de tremblement et de faiblesse. On revint à la chloroformisation, qui fut continuée pendant trois jours, au bout desquels le sujet fut complétement rétabli.

10ᵐᵉ *Observation de chorée traitée par le chloroforme.* — Pirovano Giuseppe, âgé de 16 ans. Chorée datant de six semaines environ.

Les bras étaient violemment agités dans tous les sens : le malade ne pouvait porter un verre à sa bouche ; il était même difficile de le faire boire, à raison des mouvements continuels de sa tête ; la main droite, extrêmement faible, ne pouvait tenir aucun objet. Les membres pelviens n'étaient, du reste, agités que de simples secousses, comme dans la chorée rhythmique. Le malade accusait de la douleur lorsqu'on pressait les côtés des apophyses épineuses de la septième à la douzième vertèbre dorsale. Le sommeil était parfaitement calme ; les mouvements convulsifs se renouvelaient au réveil. Apyrexie.

M. Viglezzi fit appliquer dix sangsues sur la partie douloureuse de la colonne vertébrale, et administra un anthelminthique. Ce médicament provoqua quelques selles sanguinolentes qu'on arrêta facilement au moyen de boissons mucilagineuses.

Comme les convulsions persistaient, M. Viglezzi résolut d'employer le chloroforme. Au bout de huit jours et après 12 inhalations, la guérison fut complète.

Au dire de ces trois dernières observations du docteur Francesco Viglezzi, de Milan, le chloroforme a fait merveille, puisqu'il a guéri, et guéri complétement dans les trois cas. Aussi M. le docteur Noirot, de Dijon, qui, comme je l'ai déjà dit plus haut, rapporte ces trois observations dans son Annuaire de littérature médicale étrangère, en conclut-il que si le chloroforme n'est pas un spécifique de la chorée, il paraît néanmoins être le moyen qui réussit le mieux et le plus vite parmi toutes les médications employées jusqu'à ce jour. Il ajoute que les enfants présentent une tolérance toute particulière pour cet anesthésique.

M. Géry a été moins heureux que le docteur Francesco Viglezzi; car il n'a pas guéri *complétement* toutes les chorées qu'il a traitées par le chloroforme. Aussi est-il de l'avis de M. Noirot, et avoue-t-il franchement que s'il a cru tout d'abord avoir mis la main sur le spécifique de la chorée, il a été bientôt désillusionné. S'il a eu de brillants résultats, il a eu par contre des cas où le succès a été moins éclatant.

Restant fidèle jusqu'au bout au programme que nous nous sommes tracé, nous donnerons ici encore notre avis personnel, et dirons que nous sommes loin de partager l'enthousiasme de

MM. Francesco Viglezzi , Noirot et Géry pour le chloroforme.

Et tout d'abord, des trois seules observations qu'a fait paraître dans la *Gazette médicale ita-lienne de la Lombardie* le docteur Francesco Vi-glezzi, la première seule mérite considération. Des deux autres, qui toutes deux manquent de détails suffisants pour faire autorité, la première chorée a été tellement bénigne , qu'elle s'est une première fois guérie toute seule : or nous pouvons conclure de cette même bénignité et de cette première guérison spontanée, non pas qu'elle ait guéri, mais qu'elle aurait pu guérir encore toute seule une seconde fois. La troisième et dernière obser-vation manque, nous venons de le dire et nous le répétons encore, complétement de détails.

L'opinion de M. Noirot, n'étant fondée que sur les trois observations du docteur Viglezzi, et ne s'appuyant sur aucune observation recueillie par ce savant médecin et qui lui soit personnelle, échappe par cela même à toute critique.

Quant à celle de M. Géry , elle mérite une longue et sérieuse discussion. Sur les sept observations de chorées traitées par le chloroforme que nous lui avons empruntées, nous trouvons un cas de mort à la première observation, et deux guérisons incomplètes pour les observations 6 et 7.

Sur sept chorées traitées par le chloroforme, il n'y en a donc eu que quatre guéries complétement, et encore la quatrième était bénigne, M. Géry le dit lui-même.

La deuxième chorée traitée par le chloroforme a vu sa guérison entravée par plusieurs récidives : il est à craindre que, dans ce cas, et dans les autres aussi du reste, la guérison ne se maintienne pas pendant longtemps. Telle est du moins notre manière de voir.

Dans le septième et dernier cas, il nous semble que le fer aurait mieux convenu, puisque la jeune malade était hystérique, et la guérison incomplète nous donne un peu le droit de le dire. Nous aurions, dans ce cas, et à l'exemple de M. Sandras, mis en usage la médication par les ferrugineux et l'électricité.

Nous concluons que les inhalations de chloroforme peuvent rendre de grands services quand le désordre et l'étendue des mouvements sont extrêmes ; mais nous sommes loin de croire que ce mode de traitement convienne à toutes les chorées.

Quoi qu'il en soit, et pour les personnes qui voudraient expérimenter le traitement proposé par M. Géry, nous allons dire quelques mots des précautions qu'il engage à prendre dans l'emploi de la médication par les inhalations du chloroforme.

Il faut d'abord s'assurer que l'estomac est vide, pour éviter des nausées et des vomissements ; et éviter qu'un vêtement serré, un lien, une cravate, ne gênent la liberté des mouvements respiratoires.

Ces précautions préliminaires prises, il faut rouler en cornet une compresse, dont l'on bouche avec une éponge fine l'extrémité pointue, que l'on a, au préalable, rognée avec des ciseaux.

Cela fait, on verse sur l'éponge de 10 à 20 gram. de chloroforme, et on applique la compresse sur le visage du malade, qui respire alors par le nez et par la bouche.

Il ne faut pas s'effrayer s'il survient au début une exagération très grande dans les mouvements : cette exagération n'est que momentanée.

A ces conseils, nous allons nous permettre d'en ajouter quelques autres pour le cas où il surviendrait un accident.

Disons donc d'abord que si l'on voit la figure du malade pâlir et se décomposer, et le pouls fuir sous la main, il faut donner de l'air, car la syncope est imminente.

Si l'on voit la figure bleuir, se congestionner, il faut s'arrêter, car il y a imminence d'asphyxie.

S'il survient une syncope, il faut :

1° Cesser le chloroforme ;

2° Donner de l'air au malade ;

3° Le mettre dans une position où la tête soit déclive.

4° Lui administrer des vapeurs irritantes, ainsi des vapeurs ammoniacales ;

5° Lui donner un liquide généreux, du vin chaud par exemple ;

6° Le frictionner.

Si c'est une asphyxie qui survient, il faut d'abord employer les deux premiers moyens dont nous venons de parler, puis y joindre les quatre suivants :

1° Insuffler de l'air, et faire exécuter des mouvements au thorax ;

2° Faire une légère saignée ;

3° Exciter le diaphragme par l'électricité ;

4° Mettre des sinapismes aux extrémités.

On doit renoncer à l'emploi du chloroforme, si le choréique est atteint d'une affection grave du cœur, du poumon ou du cerveau.

Voilà tout ce que nous avons à dire sur le traitement de la chorée par les inhalations de chloro-

17

forme : nous allons maintenant passer au traitement de cette maladie par l'émétique à haute dose.

Dans la thèse remarquable que le docteur Bonfils a soutenue devant la faculté de médecine de Paris le 13 juin 1858, il a traité de l'emploi de l'émétique à haute dose dans le traitement de la chorée. M. Bonfils commence sa thèse en rapportant les observations de trois chorées qu'a guéries par ce moyen Laennec, qui a, le premier en France, tenté la médication dont nous parlons. Ces trois observations ont été recueillies par Mériadec-Laennec dans les hôpitaux de la Charité et de Necker.

A l'exemple de M. Bonfils, nous allons rapporter ces trois observations.

1re *Observation de Laennec*. — Mélan (L. P.), brodeuse, âgée de 20 ans, ayant les cheveux noirs, la peau blanche, la face très-colorée, entra à l'hospice Clinique le 17 juin 1823. Malade depuis cinq mois, elle avait fait un séjour de six semaines à l'hôpital de la Charité, où des bains froids et une potion antispasmodique avaient suffi pour la guérir assez bien pour qu'elle pût reprendre son travail pendant l'espace de deux mois; puis de nouveaux tremblements avaient reparu quelques jours avant son entrée à l'hospice Clinique.

Aux deux attaques précédentes, la maladie avait paru sans cause appréciable : Louise Mélan n'avait éprouvé ni chagrin, ni joie immodérée, ni frayeur vive, ni surprise ; elle avait toujours été bien réglée ; son caractère paraissait doux et enjoué.

Le 1er juin, nous la vîmes pour la première fois. Elle offrait des contractions convulsives de presque tous les muscles, ce qui lui faisait exécuter des mouvements brusques, mais pas assez violents pour qu'il fût nécessaire de l'attacher dans son lit. Du reste, toutes les fonctions se faisaient parfaitement bien : les règles seulement étaient en retard de deux ou trois jours. 4 pilules de valériane ; infusion de fleur de tilleul ; six sangsues à l'anus.

Cette application de sangsues ne fit pas reparaître les règles.

Le 20 juin, on prescrivit 6 grains d'émétique (30 centigr.) à prendre en six fois.

La malade les prit pendant quatre jours, sans que ce médicament provoquât ni vomissement ni diarrhée : l'appétit semblait même augmenter, et l'on fut obligé d'accorder les trois quarts de la ration.

Le 25, la dose d'émétique fut portée à 9 grains (45 centigr.) par jour ;

Le 28, à 12 grains (60 centigr.).

Le 4 juillet on commença à apercevoir de l'amélioration : les mouvements convulsifs étaient moins fréquents, surtout quand il n'y avait personne auprès de la malade. Le tartre stibié ne produisait toujours aucune évacuation : on en porta la dose à 15 grains (75 centigr.) ;

Le 9, à 18 grains (90 centigr.). On eut soin aussi de faire avaler plusieurs doses en présence du professeur et des élèves.

Le 17, on fit appliquer des ventouses acupuncturées le long de la colonne vertébrale, pour aider l'action de l'émétique, qui paraissait ne plus agir beaucoup depuis quelque temps.

Le 25, les mouvements convulsifs se bornaient à quelques petits soubresauts involontaires, qui n'avaient lieu que quand les élèves entouraient le lit de la malade. On suspendit le tartre stibié.

Le 27, les règles reparurent.

Le 4 août, L. Mélan se trouvait trop bien pour ne pas désirer retourner chez elle. Elle avait encore de temps en temps de légers mouvements spasmodiques ; mais elle pouvait broder, et, par conséquent, ils ne la gênaient pas beaucoup. Elle sortit.

2ᵉ *Observation de Laennec* (février et mars

1822). — Une femme âgée de 25 ans eut, à la suite de chagrins domestiques et surtout d'impressions de terreur, plusieurs attaques d'hystérie.

A la suite de ces attaques, elle resta dans un état de spasme continu ; ses yeux roulaient irrégulièrement dans leurs orbites ; ses membres étaient agités de mouvements subits d'extension ou de flexion ; son corps tout entier, de secousses plus ou moins violentes, et qui parfois se répétaient plusieurs fois de suite. Elle était depuis quatre jours dans cet état, quand on l'apporta à l'hôpital Necker. On la mit à l'usage de la tisane émétisée (à 6 grains).

Dès le deuxième jour, les mouvements convulsifs avaient cessé ; au troisième, la malade put marcher ; au cinquième, elle était complétement guérie.

Le tartre stibié avait déterminé une superpurgation presque quotidienne.

3ᵉ *Observation de Laennec* (juillet et août 1822). — Un domestique, âgé de 32 ans, était hémiplégique depuis plus de deux mois, quand il fut pris tout à coup de mouvements spasmodiques de tout le côté paralysé (le côté gauche). Il fut admis à l'hôpital dans cet état : on le mit à l'usage de l'émétique, à la dose de 6 grains unis à 1 gros de quinquina.

Les deux premiers jours, le malade vomit, puis il eut une constipation opiniâtre. La chorée diminua progressivement avec une telle rapidité, que, dès le quinzième jour, le malade voulut retourner à ses travaux, quoiqu'il lui restât encore un peu de tremblement dans le bras gauche.

Le résumé de la méthode de Laennec peut se formuler ainsi :

1° Administration de l'émétique tous les jours, à doses stationnaires quand il y avait amélioration rapide, et à doses progressivement croissantes quand la maladie s'amendait lentement.

2° De plus, administration du médicament de manière à le faire tolérer, et de façon à éviter le plus possible les vomissements et les déjections alvines.

Poursuivant notre historique du traitement de la chorée par l'émétique à haute dose, nous trouvons Breschet, qui à l'émétique à haute dose associe les drastiques. Administrant toujours l'émétique d'après la méthode de Laennec, il le prescrit ainsi :

Emétique . . . . . . 0,20 gram.
Infusion de tilleul . . 120
S^p diacode 24
Huile d'anis . . . . . q. s.

Une cuillerée de deux en deux heures.

Débutant, comme nous le voyons, par 0,20 gr., Breschet allait jusqu'à 0,30, et même jusqu'à 0,40 ; mais il ne dépassait pas cette dernière dose.

Les drastiques étaient administrés en pilules composées de gomme-gutte, de scammonée et de calomel, en parties égales de 0,15 chacune, et, prises de deux en deux heures, elles alternaient avec la potion. On prenait d'abord 4 pilules, puis 6, puis enfin autant que de cuillerées de potion.

Quand il y avait une diarrhée et des vomissements trop intenses, on suspendait complétement le traitement, pour le reprendre après quelques jours de repos, en ayant soin de diminuer la quantité d'émétique. Quant aux pilules, on ne les modifiait pas.

M. Bonfils appelle cette méthode de Breschet méthode mixte, parce qu'elle tient à deux méthodes, à la méthode par l'émétique à haute dose et à la méthode purgative, s'il m'est permis de m'exprimer ainsi.

Il tire de trois cas de guérison rapportés par Breschet des conclusions heureuses en faveur du traitement qu'il prône ; mais nous ne pouvons, nous, partager sa manière de voir, attendu que,

les purgatifs drastiques ayant été administrés concurremment avec l'émétique, il est impossible
d'attribuer à chacun de ces deux agents la part de
succès qui lui revient dans chacune des trois guérisons obtenues. Puisque Sydenham traitait la
chorée par les purgatifs répétés, ne serait-on pas
aussi bien en droit que M. Bonfils d'attribuer aux
drastiques la plus grande part du succès, ainsi
qu'il le fait, lui, pour l'émétique. M. Bonfils dit
bien que c'est sur ce qu'il a pu observer qu'est
fondée sa manière de voir; mais, comme il ne nous
dit pas du tout ce que c'est qu'il a pu observer,
nous ne nous croyons pas contraint d'accepter sa
manière de voir sans conteste.

Nous ferons la même observation à propos du
traitement de M. Barbaud, qui se compose de 1
gramme de scammonée, en 12 pilules, associé à
l'émétique à haute dose. Plus hardi que Breschet,
M. Barbaud porte la dose d'émétique à 1 gramme,
hardiesse que nous sommes loin de blâmer, puisque très-souvent nous donnons cette dose dans la
pneumonie, et que nous n'avons pas encore eu
d'accident à regretter.

M. Bouley, d'ailleurs, comme nous allons le
voir, n'hésite pas à donner jusqu'à 1 gram. 50
d'émétique.

M. Bouley a, l'année dernière, traité deux chorées par l'émétique à haute dose, seul, et administré d'une façon qui est particulière à ce médecin.

Il débute par 0,50 pris dans un julep, en deux
fois , à une demi–heure d'intervalle. Si la chorée
ne cède pas, la dose d'émétique est portée à
1 gramme pris dans un julep, en trois fois, à une
demi–heure d'intervalle.

Le plus souvent cette dose d'émétique suffit
pour triompher de la chorée : dans le cas contraire, on porte le tartre stibié à 1,50, pris en quatre
fois, et toujours à une demi–heure d'intervalle.

Ainsi ce modus faciendi est de tous points opposé à celui de Laennec. Laennec donne des doses
d'émétique relativement faibles d'abord, puis progressivement croissantes ; il les donne dans une
grande quantité d'un véhicule aromatique ; il espace d'autant plus les doses, que la tolérance s'é-
tablit plus difficilement : ainsi, nous avons vu
dans les trois observations que j'ai rapportées de
Laennec, ce médecin débutant par 30 centigram.
seulement, et les donnant dans une grande quantité de véhicule, puisque c'est dans de la tisane qu'il
met l'émétique, et qu'il appelle même cette tisane,
tisane émétisée. Le véhicule aromatique est une
infusion de fleurs de tilleul.

Contrairement à lui, M. Bouley donne l'émétique à très-haute dose d'abord, puisqu'il débute du premier coup par 0,50; il ne met pas l'émétique dans de la tisane aromatique, c'est un julep simple qui lui sert de véhicule ; enfin, les doses sont très-rapprochées les unes des autres, car il n'y a entre deux doses qu'une demi-heure d'intervalle.

De l'avis de M. Bonfils, la méthode de M. Bouley est trop énergique : et en effet, comme nous le verrons dans les deux observations de M. Bouley que je rapporterai plus bas, elle provoque des vomissements très-abondants, des superpurgations, un flux cholérique ne laissant aucun répit au malade, et consécutivement une prostration excessive, une faiblesse extrême, etc... Outre cet état inquiétant que détermine ce mode de traitement, il a encore le désavantage de paraître prédisposer aux récidives, et de développer des accidents hystériques intenses après la cessation de la chorée.

Ces différentes et nombreuses considérations ont déterminé M. Bonfils à préférer à la méthode de M. Bouley celle instituée par M. Gillette, méthode de laquelle nous parlerons en détail immédiatement après avoir rapporté deux observations de M. Bouley, qui doivent tout naturellement trouver place ici, attendu qu'elles nous feront mieux connaître sa méthode.

1re *Observation de M. Bouley.* — La nommée L.... (Louise), âgée de seize ans et demi, blanchisseuse, entre, le 26 février 1857, à l'hôpital Necker, salle Sainte-Thérèse, n° 10, dans le service de M. Bouley. D'une constitution assez frêle, cette enfant était souffrante depuis longtemps déjà. Elle rapporte que, dès l'âge de huit ans, elle eut des attaques subites avec perte de connaissance ; que ces attaques, après s'être produites d'abord tous les deux ou trois mois, se sont graduellement rapprochées.

À l'âge de 14 ans, les intervalles entre deux attaques n'étaient plus que de huit jours, et depuis, l'affection convulsive serait restée stationnaire.

Les renseignements fournis par la malade nous auraient fait soupçonner des attaques d'épilepsie, si nous n'avions appris que, dans deux séjours que cette jeune fille fit dans les hôpitaux, elle fut traitée comme hystérique :

Une première fois, à la Pitié, en octobre 1856, où même, à la suite d'une attaque, elle fut atteinte d'une hémiplégie du côté gauche qui dura trois semaines ; une seconde fois, elle fut traitée à l'hôpital Necker, en décembre 1856, dans le service de M. Natalis Guillot.

La menstruation, qui, chez cette jeune fille, s'était très-bien établie à 14 ans, a cessé à 15, sans causes connues.

Elle est pâle et chlorotique : des douleurs multiples de la tête, du thorax, de la région épigastrique, la tourmentent d'une manière incessante.

Au moment où la malade entre dans le service, elle est, depuis un mois, en proie à une chorée générale des mieux caractérisées, dont le début brusque a eu pour cause la peur. Les muscles de la face sont assez tranquilles; mais, de temps en temps, la bouche s'ouvre involontairement, et il y a un mouvement de projection de la langue qui gêne beaucoup la parole. La chorée est assez intense pour que la malade ne puisse sortir du lit, et qu'on soit obligé de la faire manger.

Le 27 février, on prescrit un julep avec 0,50 gram. de tartre stibié : ce médicament fut pris en deux fois, à une demi-heure d'intervalle; une petite portion fut perdue à cause des mouvements désordonnés de la malade. Pendant deux ou trois heures, il y eut des vomissements abondants et répétés de liquides bilieux, et plusieurs selles de même nature.

Le soir, la malade était très-fatiguée et éprou-vait un profond dégoût ; il y avait un peu d'amé-lioration dans les mouvements choréiques.

Le 28, julep avec 1 gramme d'émétique, à prendre en trois fois, aux mêmes intervalles. Les évacuations furent plus abondantes encore que la veille : c'était comme un véritable flux cholérique, qui ne laissait pas de répit à la malade, mais qui cessa de lui-même au bout de deux heures. Le soir, vers cinq heures, la malade est dans un état de prostration extrême : elle est couchée sur le côté, l'œil fatigué, osant à peine faire un mouve-ment de tête, tant elle craint de vomir ; mais tout mouvement choréique a disparu, le pouls n'est pas sensiblement modifié.

Le 1er mars. Etat des plus satisfaisants : la fa-tigue a cédé à un sommeil prolongé ; la malade conserve seulement de la courbature et des dou-leurs variées, dont elle se plaint depuis longtemps. Repos ; une portion.

Le 2. M. Bouley soumet la jeune malade à la médication tonique, qui est indiquée par la déco-loration de la peau et des muqueuses, les douleurs névralgiques, un bruit de souffle continu dans les carotides, etc. Eau de Spa, limonade vineuse, safran, limaille de fer, poudre de quinquina : de chaque 0,20 pour un bol; en prendre 4 par jour; bordeaux, 150 grammes; vin d'absinthe, 150 grammes.

La santé se rétablit peu à peu.

Le 11. A la suite d'une vive émotion occasionnée par les cris aigus d'une voisine, la jeune fille est reprise de mouvements choréiques aussi intenses qu'autrefois : déjà, depuis deux jours, elle éprouvait un peu d'incertitude dans la marche.

Le 20. On laisse la malade en observation.

Le 21. Elle est prise d'une excitation des plus violentes : elle veut à toute force sortir de l'hôpital; elle s'agite plus fort que jamais, et on est obligé de lui mettre la camisole. Cette colère, qui dure au moins deux heures, amène une détente très-marquée dans les mouvements choréiques, et, à une heure, la malade prend, sans trop de difficulté, un julep avec 0,50 d'émétique. Cette fois encore, évacuations abondantes par la bouche et l'intestin, diminution des mouvements choréiques, sommeil la nuit.

Le 22. Les mouvements sont si peu prononcés, que M. Bouley ne juge pas à propos de continuer l'administration de l'émétique.

Le 23. Tout mouvement choréique a cessé.

Le 25. On soumet de nouveau la malade à la médication tonique.

Le 31. La menstruation reparaît.

Le 1ᵉʳ avril. La malade veut absolument sortir.

2ᵉ *Observation de M. Bouley.* — G.... (Eléonore), âgée de seize ans, blanchisseuse, entre, le 2 mars 1857, à l'hôpital Necker, salle Sainte-Thérèse. Elle nous présente toutes les apparences de la santé :

Embonpoint assez marqué, coloration de la face et des muqueuses, conservation des forces, digestions faciles ; menstruation encore irrégulière, il est vrai, mais n'étant l'origine d'aucune souffrance. A la suite d'une vive frayeur, cette jeune fille, jusqu'alors exempte de tout accident nerveux, fut prise, le 8 août dernier, de mouvements involontaires dans toutes les parties du corps ; dans la soirée du même jour, les désordres de la motilité n'existaient plus que dans la région cervicale. A cette époque, la malade fut tourmentée de maux de tête violents et d'éblouissements continuels.

Huit jours s'étant écoulés sans amélioration aucune pour la jeune fille, elle se décida à entrer à l'hôpital Lariboissière, où elle fut placée dans le service de M. Hérard. Ce médecin la traita d'abord par les bains sulfureux : la malade en prenait un tous les jours, excepté le dimanche. Ils furent continués jusqu'à la fin de septembre sans aucun résultat appréciable, si ce n'est un peu de fièvre et un exanthème érythémateux, qui fut assez long à disparaître.

Après la cessation des bains, le traitement consista en toniques : on eut particulièrement recours aux ferrugineux. La malade raconte qu'à cette époque on lui appliquait un stéthoscope sur le cou, et qu'on entendait des bruits.

Pendant les mois d'octobre, novembre, décembre, il n'y eut pas d'autre traitement. Dans cet intervalle, la malade eut, à deux reprises différentes, une cessation momentanée de ces accidents : une première fois, ils cessèrent pendant quinze jours ; une seconde, pendant quatre jours, pour reprendre ensuite leur même intensité.

Dans le courant du mois de décembre, cette jeune fille, qui, je le répète, à part sa chorée, n'avait jamais eu aucun accident nerveux, fut prise deux fois, à trois semaines d'intervalle, sans cause connue et peu après son réveil, d'accès nerveux ayant les caractères de l'hystérie : sensation d'une boule, étouffements, mouvements convulsifs assez violents avec tendance au déplacement, à tel point que plusieurs personnes étaient nécessaires pour la maintenir.

A la suite du premier de ces accès, la malade
fut prise par tout le corps de mouvements irréguliers, involontaires, plus violents dans les membres supérieurs que dans les inférieurs. Elle pouvait encore marcher, quoique avec difficulté, mais
il lui était impossible de saisir un objet sans le
laisser tomber et de boire dans un verre sans répandre. Ces mouvements diminuèrent peu à peu,
et quinze jours après ils étaient bornés à la tête.

Au commencement de janvier, on prescrivit des
pilules de strychnine ; la dose en fut élevée jusqu'à production de roideurs dans les membres. La
malade accuse surtout des douleurs qu'elle éprouvait dans les mâchoires et la difficulté qu'elle avait
pour les écarter. Ces mêmes pilules, administrées
pendant six semaines, c'est-à-dire jusqu'au 15 février, n'amenèrent aucune amélioration. La malade restait à Lariboissière sans traitement, lorsqu'on la transporta à l'hôpital Necker, dans le
service de M. Bouley.

Cette jeune fille nous présente, comme seule
altération de la santé, des mouvements involontaires de rotation de la tête sur le cou, se produi-
sant d'une manière régulière, alternativement à
droite et à gauche, et ne dépassant pas en étendue
un huitième de cercle de chaque côté.

Le 3 mars. On laisse la malade sans traitement.

Le 4. M. Bouley prescrit 0,50 gram. de tartre stibié dans un julep, à prendre en deux fois, à une demi-heure d'intervalle. Il y eut des vomissements abondants, au nombre de cinq, et autant de selles.

Le 5. Les mouvements de la tête étaient déjà notablement amoindris, mais ils reparaissaient à peu près aussi intenses que la veille quand on parlait à la malade ; elle se plaignait d'un peu de mal à l'estomac et d'une gêne à la gorge. M. Bouley double la quantité de tartre stibié, 1 gram. en trois doses. Les vomissements furent plus répétés que la veille, il y en eut dix ou douze et trois selles ; vers trois heures de l'après-midi, la malade, fatiguée, s'endormit, et se réveilla à trois heures et demie, avec absence totale de mouvements anormaux.

Le 6, la malade a passé une bonne nuit; elle n'a plus de mouvements choréiques, et accuse seulement une sensation de pesanteur au niveau de l'estomac et une légère constriction à la gorge : celle-ci ne présente, du reste, aucune rougeur. — Gomme sucrée ; une portion.

Le 7, la malade va très-bien, et demande davantage à manger.

Après douze jours de tranquillité parfaite, notre jeune fille est tout à coup, au milieu de la nuit du 17 au 18, réveillée par des mouvements convulsifs dans les bras et dans les jambes : ils se calment bientôt, elle se rendort, et le 18 au réveil, elle s'aperçoit que le tremblement a reparu à peu près tel qu'il était à son entrée.

Le 19, les mouvements continuent.

Le 20, tartre stibié 0,50.

Le 21, répétition de la même dose.

Le 2 juin, effets identiques à ceux de la première administration.

Le 22, la chorée est disparue.

Le 27, la malade se plaint d'une céphalalgie qui la tourmente déjà depuis quelque temps, et de douleurs au niveau des articulations, principalement à celles des genoux (elle n'a jamais eu de rhumatisme) ; elle mange trois portions.

Dans la nuit du 30 au 31, rêve effrayant, à la suite duquel le tremblement choréique reparaît.

Le 1er avril, les mouvements persistant, on administre 0,50 de tartre stibié en deux doses : la première est donnée à dix heures, la seconde à onze heures. Ce n'est qu'après cette dernière que surviennent des vomissements abondants et quelques selles diarrhéiques ; dans le courant de la journée, elle reste faible avec des tendances à la syncope, èt dans la soirée le tremblement disparaît.

Le 2, le sommeil a complétement rétabli la jeune malade, qui mange une portion avec assez d'appétit. Les jours suivants, elle se plaint encore de céphalalgie, mais la tranquillité persiste.

Le 6, apparition des règles. Après leur cessation, la jeune fille va tous les deux jours suivre les exercices gymnastiques de l'hôpital des Enfants.

On la laisse en observation à l'hôpital ; elle finit par s'y ennuyer, et sort le 2 mai.

Nous voici donc enfin arrivé à la dernière des méthodes de traitement de la chorée par l'émétique à haute dose, méthode adoptée par MM. Gillette et Bonfils, et qui n'est qu'une modification de la méthode de Laennec. Voyons à présent quelle est cette méthode, et comment procèdent MM. Gillette et Bonfils.

Ces messieurs constatent tout d'abord l'état du tube digestif : avant d'administrer l'émétique, ils s'assurent qu'il est dans des conditions tout à fait normales, qu'il n'est le siége d'aucune maladie.

Ces précautions prises, on donne l'émétique à une dose variable, mais toujours élevée au début. On donne cet émétique pendant une série de trois jours, en formulant de telle sorte que le deuxième jour de l'administration du médicament la dose soit double, et que le troisième jour elle soit triple.

Après cette première série de trois jours le malade peut être guéri : dans le cas contraire, on laisse écouler quelques jours, et on en vient à une seconde série de trois jours encore, et on formule de telle sorte que la dose du premier jour de cette deuxième série contienne cinq centigrammes d'émétique de plus que la dose du premier jour de la première série. De même qu'on l'a fait pour la première série, on double la dose d'émétique le deuxième jour de la deuxième série, et on la triple le troisième.

Si le malade n'est pas encore guéri après cette deuxième série et que les mouvements involontaires persistent, on laisse encore écouler quelques jours, et on en vient à une troisième série : on formule de telle sorte que la dose du premier jour de cette troisième série contienne 5 centigrammes d'émétique de plus que la dose du premier jour de la deuxième série. On double ensuite la dose d'émétique le deuxième jour de la troisième série, et on la triple le troisième.

Quelquefois une seule série suffit pour guérir

la chorée ; le plus ordinairement il en faut deux;
dans quelques cas il en faut trois.

Nous ne saurions trop dire quel laps de temps
doit séparer une série d'une autre série, puisque
nous voyons dans les observations de M. Bonfils
que ce laps de temps a varié de 2 à 17 jours. Ainsi,
nous trouvons pour minimum un laps de temps
de deux jours seulement, et pour maximum un
autre · laps de temps représenté par 17 jours.
Cependant ces messieurs se sont fixés à trois
jours pour le laps de temps qui doit séparer
une série d'une autre série.

Quant à la dose d'émétique par laquelle on
doit débuter, M. Gillétte a toujours débuté par
20 ou 25 centigrammes.

Pour la forme sous laquelle il administre le
médicament, c'est tout simplement dans une
solution gommeuse de 125 grammes, et de cette
manière il y a aussi bien tolérance qu'avec l'opium
ou l'infusion aromatique de Laennec, attendu que,
pour obtenir la tolérance, il suffit d'administrer
une solution gommeuse pure et simple, contenant
l'émétique à doses fractionnées dans les 24 heures,
la raison de cette tolérance résidant tout simplement dans la façon dont le médicament est administré.

Soumis à cette médication, les malades doivent continuer de s'alimenter avec des bouillons ou des potages légers, un le matin, un second à midi, un troisième à quatre ou cinq heures du soir.

Le repas doit tenir lieu d'une cuillerée de potion, c'est-à-dire que le malade ne peut le prendre qu'une heure après une cuillerée de potion, et ne peut reprendre une cuillerée de potion qu'une heure après avoir mangé.

Presque toujours, avant que la tolérance ne s'établisse, les premières cuillerées de potion procurent quelques nausées et un ou deux vomissements glaireux. Si les vomissements sont trop répétés, trop abondants au début, il faut éloigner les prises, et ces vomissements disparaissent.

Quelquefois l'émétique est moins bien toléré à la deuxième et à la troisième série qu'à la première, cas auquel le malade a peu d'aptitude à tolérer le médicament, et rend des vomissements bilieux, pour peu qu'ils se répètent. Généralement normales, les selles sont quelquefois plus molles que d'habitude, quelquefois diarrhéiques et jaunâtres, toujours arrêtées facilement dans ce dernier cas par le sous-nitrate de bismuth ou le diascordium. La constipation est presque aussi fréquente que la diarrhée. Langue humide ; rarement inappétence ; rarement bouche pâteuse ou mauvaise ; presque toujours appétit.

Presque toujours le pouls est ralenti, quelquefois d'une manière très-marquée, et ce ralentissement est généralement plus marqué le deuxième jour que le premier, plus le troisième que le second, et enfin généralement plus prononcé dans la deuxième et dans la troisième série que dans la première. Généralement égal, régulier et sans intermittence, le pouls a le plus ordinairement beaucoup perdu de sa force; mais toutes les modifications subies par le pouls disparaissent un ou deux jours après la cessation de l'emploi de l'émétique.

MM. Gillette et Bonfils ont, disent-ils, presque toujours trouvé la peau normale pendant la durée du traitement; quelquefois cependant elle était sudorale. Quant à la sécrétion urinaire, ils ne l'ont vue modifiée en rien.

Toujours, excepté une seule fois, MM. Gillette et Bonfils ont trouvé chez leurs malades l'état général excellent. Il n'y a, disent-ils, jamais eu d'affaissement, jamais de prostration, jamais d'abattement : les enfants restent toujours ce qu'ils sont avant l'administration du médicament.

Disons, pour terminer, et avant de reproduire les dix observations de chorées traitées par l'émétique à haute dose que nous trouvons dans la thèse de l'auteur, que : *au sens et d'après les appréciations de M. Bonfils, l'émétique serait un agent antispasmodique des plus puissants.*

1re *Observation de M. Bonfils.* — *Chorée générale surtout marquée à gauche.* — B... (Honoré), âgé de 8 ans, entré le 20 mars 1827 à l'hôpital des Enfants, salle Saint-Louis, n° 13.

Cheveux châtains; yeux noirs; teint coloré; tempérament lymphatico-sanguin; constitution moyenne. Cet enfant est atteint d'une chorée générale intense, surtout marquée à gauche. Mouvements désordonnés des membres dans tous les sens; traits faciaux tiraillés incessamment. Le jeune malade ne peut ni marcher, ni manger, ni s'habiller seul; il tire très-péniblement la langue, et seulement après plusieurs mouvements de diduction de la mâchoire inférieure. Contractilité musculaire diminuée ; sensibilité cutanée conservée.

La chorée date d'un mois; elle est survenue subitement à la suite d'une peur; pas d'attaque antécédente. La langue est nette, l'appétit excellent; le pouls est à 90.

Le 21 mars. On donne un julep gommeux avec émétique 20 centigrammes, et sirop diacode 15 grammes, une cuillerée toutes les heures; diète.

Pas de nausées, pas de vomissements, pas de diarrhée; 88 pulsations; peau chaude, sudorale; langue blanche.

Pas de modification sensible de la chorée.

Le 22. Julep gommeux avec émétique 40 centigrammes, sirop diacode 15 grammes, gomme sucrée: une cuillerée toutes les heures. Vomissements glaireux abondants le matin; un peu fatigué. Après quatre cuillerées, on cesse la potion. L'enfant a été beaucoup plus tranquille pendant la journée, et est très-peu agité; peau chaude; pouls à 88; langue un peu blanche. Un bouillon à midi, un second à cinq heures.

Le 23. Julep gommeux avec sirop diacode 8 grammes, émétique 40 centigrammes: une cuillerée toutes les heures; gomme sucrée. Les mouvements choréiques sont plus prononcés aujourd'hui. Pas de diarrhée, pas de vomissements; langue un peu blanche; peau excellente. L'enfant n'est pas assoupi; pouls à 88. — 3 bouillons: un le matin, le second à midi, le troisième à cinq heures.

Le 24. Les mouvements choréiques persistent intenses : on cesse l'émétique ; on donne à manger au malade, qui se lève le 25. Le pouls bat 90 pulsations ; la langue est nette ; il n'y a pas d'éruption buccale.

Le 30. On reprend l'émétique. Pouls à 85. On ordonne un julep gommeux avec émétique 25 centigrammes, sirop diacode 8 grammes, une cuillerée toutes les heures ; gomme sucrée : quelques nausées. On distance les prises : une selle molle, un vomissement glaireux assez abondant vers le soir ; peau excellente ; langue nette ; 76 pulsations. — 2 bouillons.

Le 31. Julep gommeux émétique 0,40, sirop diacode 8 grammes : une cuillerée toutes les deux heures. Il a bien supporté sa potion : pas de diarrhée, pas de nausées, pas de vomissements ; langue nette ; peau bonne ; pouls à 84. Amélioration très-sensible dans les mouvements choréiques ; l'enfant est beaucoup plus calme. — 3 bouillons.

Le 1er avril. Julep gommeux émétique 0,60 ; sirop diacode 8 grammes, une cuillerée toutes les heures : deux vomissements le matin. On distance les prises : plus de nausées, plus de vomissements, pas de selles ; état général très-satisfaisant.

L'enfant est très-tranquille, très-calme; il tire bien la langue, parle mieux, et peut manger seul.

Le 2. On cesse la potion émétisée; on donne à manger à l'enfant.

Le 3. L'enfant se lève, il marche, peut courir; les mouvements choréiques ont complétement disparu; il s'habille seul et mange seul.

Le 7. Pouls à 84; la guérison se maintient; l'enfant prend des bains sulfureux tous les deux jours, et fait également de la gymnastique tous les deux jours.

Le 20. Etat général très-satisfaisant; on l'occupe au service de la salle.

Le 29. Guérison complète : plus de mouvements choréiques ; marche assurée ; la figure est très-calme. L'enfant court parfaitement, il mange et s'habille fort bien seul; il coordonne parfaitement tous ses mouvements.

Le 3 mai. L'enfant sort aujourd'hui.

2e *Observation de M. Bonfils.* — *Chorée générale.* — L... (Louis), âgé de dix ans, entré le 29 mars 1857, salle Saint-Louis, n° 14. Cheveux blonds, yeux noirs, teint pâle, muqueuses rosées, tempérament lymphatique, constitution peu robuste.

Chorée générale très-intense, également mar-

quée à droite et à gauche ; les membres sont agités par des mouvements choréiques désordonnés ;
la figure est grimaçante ; marche titubante, incertaine. Le jeune malade ne peut ni manger ni
s'habiller seul; il parle avec beaucoup de difficulté.
La contractilité musculaire est très-diminuée ; la
sensibilité cutanée est conservée. Cet accès de
chorée remonte à quinze jours ; deux attaques antérieures. (Le premier accès, très-intense, a eu lieu
il y a cinq ans ; il a duré trois mois, et a été guéri
par la strychnine. Un mois après, apparition du
second accès, qui a duré cinq semaines et a été
guéri de la même façon.) La langue est belle,
l'appétit est bon ; le pouls bat 85 à 90 pulsations.

Le 6 avril, on ordonne un julep gommeux avec
émétique 20 centigr., sirop diacode 8 grammes à
prendre par cuillerées toutes les heures.

Le matin, à la suite des premières cuillerées,
il y a quelques nausées et un vomissement glaireux. On éloigne les prises : la potion est parfaitement supportée ; plus de nausées, plus de vomissements.

Le soir, la peau est excellente, le pouls à 60 ;
la langue présente un léger enduit blanchâtre. On
donne un bouillon au malade.

Le 7. Pas d'amendement marqué dans les mouvements choréiques. On ordonne julep gommeux avec émétique 40 centigr., sirop diacode 8 gr., une cuillerée toutes les deux heures : pas de nausées, pas de vomissements; langue un peu blanche; pouls à 60; peau excellente. — Deux bouillons.

Le 8, peu d'amendement : l'agitation est toujours très-grande.

On donne sirop gommeux avec émétique 60 centigr., sirop diacode 8 grammes, par cuillerée toutes les deux heures. Au début, quelques nausées qui disparaissent bientôt ; pas de vomissements le matin ; le soir, un vomissement glaireux peu abondant. La jeune malade éprouve un peu de dégoût pour sa potion. Pouls entre 55 et 60 ; peau normale ; langue un peu blanche. Le malade est toujours aussi gai qu'avant ; il est moins agité; les mouvements choréiques sont évidemment moins intenses. — Trois bouillons.

Le 9. On cesse la potion , on donne à manger au malade : 60 pulsations ; langue encore un peu blanche.

Le 10, le malade se lève; langue nette, bon appétit; pouls à 85; la chorée est un peu moins prononcée. On laisse reposer le malade.

Le 14. Julep gommeux émétique 25 centigr., sirop diacode 8 grammes; par cuillerée toutes les heures. 72 pulsations; 2 vomissements. — Trois bouillons.

Le 15. Julep gommeux émétique 50 centigr., sirop diacode 8 grammes, une cuillerée toutes les heures : 60 pulsations; pas de vomissements. — Trois bouillons.

Le 16. Julep gommeux émétique 75 centigr., sirop diacode 8 grammes, une cuillerée toutes les heures : 56 pulsations; pas de vomissements. — Trois bouillons.

Le 17, 52 pulsations; état général excellent.

Le 23, pouls entre 70 et 75. Les mouvements choréiques sont de plus en plus atténués. Il semble qu'il y ait persistance d'action de l'émétique, et que l'enfant soit encore sous l'influence de ce médicament.

L'amélioration est progressive. Couché, ce jeune malade est d'une tranquillité absolue; levé, il marche très-bien, s'habille et mange seul; il conduit ses mouvements très-bien, il saisit facilement les objets qu'on lui présente; mais il y a encore quelques légers mouvements dans les mains et à la figure. L'état général est très-satisfaisant : langue belle; appétit; pas de diarrhée; rien à la gorge.

Le 29. Couché, tranquillité absolue. Quand on

tâte le pouls, à peine quelques légers tressaillements des tendons. Debout, marche certaine; il
peut courir; il y a encore de temps en temps quelques mouvements très-légers dans la main gauche
et à la face. L'enfant est bien évidemment guéri.

Le 3 mai, 72 pulsations; état général excellent.
Les mouvements très-légers signalés plus haut
persistant, on le soumet à une troisième série stibiée.

Le 4. On ordonne julep émétique 30 centigr.,
sirop diacode 8 grammes, une cuillerée toutes
les heures; gomme sucrée. Après deux cuillerées,
vomissements glaireux. On distance un peu les
prises : plus de nausées; plus de vomissements;
langue un peu blanche, humide; pas d'éruption
buccale, pas d'injection, pas de coliques, pas de
selles. Etat général très-satisfaisant, très-calme;
pas la moindre agitation. Pouls à 64, peu développé; peau excellente. — Un bouillon le matin,
un potage le soir.

Le 5. Julep émétique 60 centigr., sirop diacode 8 grammes, une cuillerée toutes les heures.
A vomi son bouillon le matin; depuis ce moment,
plus de nausées, plus de vomissements, pas de selles.

Langue un peu blanche, appétit; très-calme;
pouls à 68; peau excellente.

Un bouillon le matin, un potage à onze heures, un autre à cinq heures.

Le 6. Julep émétique 90 centigr., sirop dia-code 8 gr., une cuillerée toutes les heures. Lé-ger vomissement glaireux après la première cuil-lerée; depuis, plus de vomissements; langue blanche, humide; pas d'éruption ni d'injection buccale; appétit; pas de selles; peau excellente; pouls à 56. Etat général excellent; calme par-fait. — Un bouillon le matin, un second à onze heures, un potage le soir.

Le 7. Pouls à 88.

Le 8. Pouls à 90; gorge saine; état général ex-cellent. Levé, tranquillité absolue. Il parle bien, mange et s'habille parfaitement; il est com-plétement guéri. Bains sulfureux et gymnastique tous les deux jours.

Le 24, il sort.

3e *Observation de M. Bonfils. — Chorée générale surtout marquée à droite.* — M... (Marie), âgée de treize ans et demi, entrée le 24 avril 1857 à l'hôpital des Enfants, salle Sainte-Geneviève, n° 42 bis.

Cheveux châtains, yeux bleus, teint coloré, tempérament lympatico-sanguin; bonne constitu-tion. La chorée actuelle date de six semaines.

19

Elle a eu une première atteinte il y a trois ans; la chorée a duré deux mois; elle était moins intense que celle-ci. On n'a rien fait, et elle a disparu seule. Les mouvements choréiques sont généraux; ils sont de moyenne intensité, et surtout marqués à droite.

La marche est très-vacillante; la jeune fille saisit difficilement les objets qu'on lui présente; le masque facial est peu agité. Elle mange et s'habille seule, mais difficilement. La sensibilité cutanée et la contractilité musculaire sont conservées. Bon appétit, langue belle; pouls entre 70 et 75; peau excellente.

Le 28, pouls à 72. On donne julep avec émétique 25 centigr., sirop diacode 8 gr., une cuillerée à café toutes les heures.

Le matin, vomissement abondant : on distance les prises.

Le soir, 72 pulsations; peau excellente; langue humide, pas d'enduit, pas d'éruption buccale, plus de nausées ni de vomissements, pas de coliques, pas de diarrhée, une selle normale.

Etat général très-satisfaisant; pas de modifications du côté des mouvements; appétit. — Deux bouillons.

Le 29. Julep émétique 50 centigr., sirop diacode

8 grammes, une cuillerée toutes les heures. Pas de nausées, pas de vomissements, pas de diarrhée, pas de coliques, une selle normale, langue nette et humide, pas d'éruption ni d'injection buccale, appétit. Pouls lent, peu développé, 64 pulsations; peau tout à fait normale. Mouvements choréiques atténués sensiblement. — Trois bouillons.

Le 30. Hier, après la visite du soir, un vomissement bilieux abondant. La religieuse cesse la potion par excès de prudence, et la malade ne prend que 30 centigr. environ d'émétique. Ce matin on ordonne un julep avec émétique 50 centigr., sirop diacode 8 gr., par cuillerées à café toutes les deux heures ; gomme au citron. Pas de nausées, pas de vomissements, pas de diarrhée, deux selles normales.

Appétit ; langue belle, nette, humide ; pas d'éruption buccale; pouls à 60 ; peau excellente. — Deux bouillons.

Le 1er mai. Etat général très-satisfaisant; sédation marquée des mouvements dans le repos horizontal. Pouls à 64. — On cesse l'émétique aujourd'hui. — Une portion.

Le 2. Pouls à 72. Elle est manifestement moins agitée; les membres inférieurs et le tronc sont à peine le siége de mouvements. Il existe encore de légers mouvements dans les deux membres supérieurs. Elle peut mettre ses chaussures, et passer le lacet dans les œillets, chose qu'elle ne pouvait faire avant; elle s'habille complétement seule. Elle mange mieux; sa figure est bien moins grimaçante.

Le 4. Julep émétique 25 centigr., sirop diacode 8 gr., une cuillerée à café d'heure en heure. On en donne 3 cuillerées depuis le matin jusqu'à la visite. Après chaque prise, vomissement bilieux assez abondant. On éloigne les prises de deux heures. Eau citronnée après chaque cuillerée de la potion.

Plus de nausées, plus de vomissements, pas de diarrhée; deux selles normales; langue humide, nette; pas d'éruption buccale.

Pouls à 64; peau excellente. Etat général très-satisfaisant; pas d'abattement, pas de prostration. La jeune malade est gaie et contente. Les mouvements ne sont pas modifiés : il y a peut-être une légère augmentation. — Deux bouillons.

Le 5. Julep émétique 50 centigr., sirop diacode 8 gr., une cuillerée toutes les heures. Pas de nausées, pas de vomissements, pas de diarrhée, une selle normale.

Langue un peu blanche, humide ; pas d'éruption buccale; appétit. Etat général excellent; pouls à 68; peau excellente.

Pas de modifications sensibles du côté des mouvements. — 1 potage à onze heures, 1 bouillon le soir.

Le 6. Julep émétique 75 centigr., sirop diacode 8 gr., une cuillerée toutes les heures. Un léger vomissement le matin après la première prise. Le reste du jour, plus de nausées, plus de vomissements, pas de selles. Langue humide, légèrement blanche; pas d'injection, ni d'éruption buccale. Appétit; état général excellent; pouls à 64; peau normale; très-légère modification du côté des mouvements.

Le 8. Pouls à 64. Etat général excellent; gorge saine. Mouvements choréiques très-atténués : elle s'habille plus facilement, parle mieux, et mange plus adroitement.

Le 11. Pouls à 84; le mieux continue. Les mouvements choréiques sont bien évidemment atténués; la marche est plus facile. La jeune fille ne traîne plus sa jambe droite; le pied se pose bien à terre; les mains sont bien moins agitées, et la figure est plus calme.

Le 14. Pouls à 90. Amélioration très-grande; elle remue à peine, saisit bien les objets, mange bien, s'habille et se peigne seule.

Dans la progression, elle ne traîne plus la jambe droite, comme elle le faisait avant ; elle s'appuie franchement sur elle ; marche sûre.

Bains sulfureux et gymnastique tous les deux jours.

Le 22. Cessation complète de tous les mouvements choréiques. La jeune fille exécute tous les mouvements qu'elle veut ; elle coud très-bien, et enfile son aiguille. — Elle sort le 28.

4e *Observation de M. Bonfils.* — *Chorée générale surtout marquée à gauche.*—A…. (Louis), âgé de dix ans et demi, entre, le 24 avril 1857, salle Saint-Louis, n° 5. Cheveux châtains, yeux noirs, tempérament sanguin, constitution robuste. La chorée date de jeudi dernier. Il y a deux ans, il a eu une légère atteinte qui a duré quelques jours seulement, et qui a guéri sans traitement.

La chorée est de moyenne intensité ; elle est générale, et surtout marquée à gauche. Elle est constituée par quelques tressaillements de la face, par quelques tiraillements passagers des commissures, et par des mouvements incoordonnés et involontaires des membres thoraciques et pelviens. Les membres thoraciques sont plus agités que les pelviens. La chorée est surtout marquée à gauche.

L'enfant parle assez bien ; il s'habille et mange

seul, mais difficilement. Marche hésitante ; il saisit mal les objets qu'on lui présente.

Langue belle, nette ; appétit ; selles normales ; pouls à 70, modérément développé.

Le 2 avril. Julep émétique 25 centigr., sirop diacode 8 gr., une cuillerée toutes les heures. Pouls à 72. Pas de nausées, pas de vomissements, pas de coliques, pas de diarrhée ; langue nette, humide ; pas d'éruption buccale ; appétit ; peau modérément chaude ; 72 pulsations, pouls assez développé ; pas de modifications du côté des mouvements. — Un bouillon.

Le 29. Julep émétique 50 centigr., sirop diacode 8 gr., une cuillerée toutes les heures. Pas de nausées, pas de vomissements, pas de diarrhée ; une selle normale le matin.

Langue nette, humide ; appétit ; gorge saine. Pouls à 68, assez développé ; état général satisfaisant. Mouvements choréiques un peu modifiés. — Un bouillon matin et soir.

Le 30. Julep émétique 75 centigr., sirop diacode 10 gr., une cuillerée toutes les heures. Un vomissement bilieux assez abondant hier soir. Aujourd'hui pas de nausées, pas de vomissements, pas de diarrhée, une selle normale. Langue belle, appétit ; pouls à 70 ; peau excellente.

Amélioration très-sensible dans les mouvements choréiques : il mange mieux, la parole est plus facile. — Deux potages et un bouillon.

Le 1ᵉʳ mai. Pouls à 70 ; état général très-satisfaisant ; gorge saine ; sédation marquée des mouvements choréiques ; parole plus facile ; marche plus certaine. — 1 portion.

Le 3. Pouls entre 70 et 75 ; même état des mouvements.

Le 4. Julep émétique 0,25, sirop diacode 8 gram., une cuillerée toutes les heures. Pas de nausées ; pas de vomissements le matin, à midi un vomissement ; plus rien le reste du jour ; pas de selles. Langue humide, un peu blanche; gorge saine ; appétit ; pouls à 64; peau excellente ; état général très satisfaisant ; mouvements non modifiés. — Un bouillon le soir.

Le 5. Julep émétique 0,50, sirop diacode 8 gram., une cuillerée toutes les heures. Pas de nausées, pas de vomissements, pas de selles ; langue belle, nette; appétit ; 60 pulsations, pouls normal ; peau excellente ; état général parfait ; pas d'abattement ; très-calme. — 2 potages et 1 bouillon.

Le 6. Julep émétique 0,75, sirop diacode 8 gram., une cuillerée toutes les heures. Pas de nausées, pas de vomissements, pas de selles.

Langue légèrement blanche, humide ; appétit ;
gorge saine. Pouls à 60; peau excellente; état général très-satisfaisant ; très-calme. — 2 potages et
1 bouillon.

Le 7. Pouls à 88.

Le 8. Pouls à 70 ; plus de mouvements choréiques dans les membres supérieurs ni dans les
membres inférieurs, quelques légers tressaillements dans la main gauche ; figure calme ; il mange
très-bien, s'habille parfaitement, parle mieux ; état
général excellent.

Le 10. Il est complétement guéri. — Bains sulfureux, gymnastique tous les jours.

Le 31. Il part à la campagne.

5e *Observation de M. Bonfils.* — *Chorée générale légère.* — T.... (Alexandre), âgé de 13 ans,
entre le 1er mai 1857, salle Saint-Louis, n° 10.
Cheveux châtain clair, tempérament lymphatique,
teint pâle, pas d'engorgement ganglionnaire stru-
meux, constitution peu robuste. Atteint pour la
première fois de la chorée : elle a débuté, trois
semaines avant son entrée à l'hôpital, à la suite
d'une peur. Voici ce que nous constatons :

Chorée générale légère, siégeant surtout dans
les deux membres supérieurs; les mouvements
choréiques des doigts sont même très-prononcés ;

les jambes vacillent un peu ; le masque facial est assez tranquille ; il parle bien, mange parfaitement, et s'habille seul ; la sensibilité cutanée est conservée; la contractilité musculaire est peu affaiblie. Cette chorée est rémittente : elle présente des exacerbations pendant lesquelles les mouvements choréiques sont assez intenses, surtout aux mains. Ces exacerbations se répètent quelquefois plusieurs fois par jour, d'autres fois il n'y en a pas du tout : cela varie beaucoup. Il coordonne assez bien ses mouvements.

Il est un peu anémique : pas de souffle carotidien cependant.

La gorge est saine; pas de diarrhée; appétit excellent; pouls à 80.

Le 13. Julep émétique 0,20 , sirop diacode 10 gram., une cuillerée toutes les heures. Un vomissement après la première prise, un second vomissement à dix heures du matin, puis plus rien, ni nausées, ni vomissements ; langue humide et nette; état général satisfaisant. Pouls à 64 ; peau excellente; mouvements non modifiés. — 2 bouillons.

Le 14. Julep émétique 0,40, sirop diacode 10 gram., une cuillerée toutes les heures. Pouls à 64, assez développé; peau excellente ; état général très-satisfaisant; pas de nausées, pas de vomissements ;

deux selles diarrhéiques peu abondantes. Langue humide, sans enduit, gorge saine, appétit. — 2 potages, 1 bouillon.

Mouvements à peine modifiés.

Le 15. Julep émétique 0,60, sirop diacode 10 gram., une cuillerée toutes les heures. Un vomissement à sept heures du matin; a vomi son potage à onze heures; en outre, deux vomissements glaireux dans l'après midi; deux selles diarrhéiques, coliques. Langue humide, léger enduit blanc; gorge saine; 64 pulsations, pouls assez développé; peau excellente; état général parfait. — 2 bouillons, 1 potage. Mouvements choréiques peu modifiés.

Le 16. Un vomissement cette nuit et ce matin; a fini la potion à onze heures du soir hier; pas de selles depuis hier soir. Langue humide; état général bon; 88 pulsations, pouls assez développé; peau bonne.

Dans la matinée, quatre ou cinq vomissements glaireux; plus rien à partir de dix heures du matin; moins agité, amélioration sensible.

Le 18. Ce soir, accès de chorée assez intense, agitation assez grande, progression inégale, mains agitées.

Le 19. Pouls à 72; état général satisfaisant; amélioration légère.

Le 21. Julep émétique 0,25, sirop diacode 10 gram., une cuillerée toutes les heures. A vomi après la première et la seconde cuillerée, puis plus rien, ni nausées ni vomissements; selle molle. Langue humide; 72 pulsations, pouls développé; peau excellente; état général bon; agité. — 2 bouillons, 1 potage.

Le 22. Julep émétique 0,50, sirop diacode 10 gram., une cuillerée toutes les heures. Deux selles ce matin, une molle et une liquide; quatre vomissements bilieux dans la matinée. On éloigne les prises : il n'a qu'un vomissement le soir; plus de selles. Langue un peu blanche; appétit médiocre; gorge saine; 80 pulsations, pouls déprimé; peau bonne. Légère amélioration dans les mouvements; les mains sont toujours assez agitées. — 2 bouillons.

Le 23. Julep émétique 0,75, sirop diacode 10 gram., une cuillerée toutes les heures. Pas de nausées, pas de vomissements, pas de selles; langue humide, un peu blanche; pas d'éruption buccale; appétit; 64 pulsations; pouls lent, assez développé; peau excellente.

Très-calme aujourd'hui : les doigts sont très-légèrement agités. — 2 potages, 1 bouillon.

Le 25. Pouls à 80. Amélioration évidente.

Le 26. Julep émétique 0,30 , sirop diacode 10 gram., une cuillerée toutes les heures. 64 pulsations; peau bonne; état général satisfaisant. A vomi trois fois ce matin, après les trois premières prises. On les distance : plus rien, ni nausées, ni vomissements, pas de selles. Langue humide, un peu blanche; pas d'appétit; gorge saine. — 3 bouillons.

Le 27. Julep émétique 0,60, sans sirop diacode, une cuillerée toutes les heures. Deux vomissements à la suite de la deuxième et de la troisième cuillerée. On distance les prises : plus de nausées, plus de vomissements ; deux selles molles. Pouls à 70, peu développé, régulier, égal; peau excellente; rien à la gorge; langue humide, un peu blanche; état général satisfaisant; pas d'abattément, pas de prostration.

Tranquillité assez grande : cependant les mains présentent un peu d'agitation. — 1 potage, 1 bouillon.

Le 28. Julep émétique 0,90, sans sirop diacode, une cuillerée toutes les heures. Deux vomissements à la suite des deux premières prises. On les éloigne : un vomissement à onze heures, un autre à quatre heures; pas de selle. Etat général excellent; langue un peu blanche; peu d'appétit; rien à la gorge ; 62 pulsations ; pouls calme, régulier, normal. Très calme. — 2 bouillons.

Le 29. 64 pulsations ; pouls légèrement déprimé, régulier, égal ; état général satisfaisant.

Le 30. 72 pulsations ; le pouls a repris son ampleur normale. Amélioration excessive ; plus rien dans la figure ni dans les membres pelviens ; les doigts sont à peine agités par moments. Assis, calme, absolu. Bains sulfureux et gymnastique tous les deux jours.

Le 19 juin. La guérison se maintient ; il sort le 9 août.

6e *Observation de M. Bonfils.* — *Chorée hémiplégique droite.* — L.... (Esther), âgée de 12 ans et demi, entrée, le 15 mai 1857, salle Sainte-Geneviève, n° 42 bis. Cheveux blond châtain, yeux bleus, teint pâle, tempérament nerveux. Chorée hémiplégique droite de moyenne intensité ; moitié droite de la face grimaçante ; tiraillement de la commissure droite en haut et à droite.

La jeune fille mange seule, s'habille seule, mais maladroitement.

Sensibilité et contractilité musculaires conservées. La chorée a débuté il y a trois semaines. Pouls à 84, peu développé ; fonctions digestives normales.

Le 18. Julep émétique 0,25, sirop diacode 10 gram., une cuillerée toutes les heures. Pas de nausées, pas de vomissements ; deux selles diarrhéiques ; langue humide, nette ; appétit ; pouls à 88, assez développé ; peau normale ; état général excellent ; mouvements non améliorés. — 2 potages, 1 bouillon.

Le 19. Julep émétique 0,50, sirop diacode 10 gram., une cuillerée toutes les heures. Pas de nausées, pas de vomissements, pas de diarrhée ; langue humide, un peu blanche ; appétit ; gorge saine ; pouls à 80, assez développé ; peau excellente ; état général bon. Bien moins agitée. — 3 potages.

Le 20. Julep émétique 0,75, sirop diacode 10 gram., une cuillerée toutes les heures. Dans la nuit, deux selles molles. Aujourd'hui pas de nausées, pas de vomissements ; trois selles diarrhéiques jaunâtres ; état général excellent ; pouls entre 72 et 75, assez développé ; gorge saine ; langue humide, à peine blanche ; amélioration dans la chorée.

Le 21. 80 pulsations ; mouvements très-améliorés ; couchée, très-calme ; levée, elle est moins agitée ; les jambes vont mieux que les bras ; marche assez certaine ; légers mouvements encore de supination et de pronation dans les avant-bras ; quelques légers tiraillements intermittents de la commissure droite.

Le 25. Le mieux continue, il y a amélioration progressive.

Le 26. Il y a un mieux très-marqué ; mais ce mieux est surtout remarquable à l'état de repos ; pendant la marche, il est moins satisfaisant.

Le 27. Julep émétique 0,30, sans sirop diacode, une cuillerée toutes les heures. Pas de nausées, pas de vomissements ; deux selles molles ; 80 pulsations, pouls à peine modifié ; peau excellente ; langue humide, un peu blanche ; appétit ; rien à la gorge ; état général parfait.

Elle remue à peine ; elle coud et enfile son aiguille. — 3 potages.

Le 28. Julep émétique 0,60, sans sirop diacode, une cuillerée toutes les heures. Pas de nausées, pas de vomissements, pas de selles ; appétit ; langue blanche, humide ; rien à la gorge ; 72 pulsations ; pouls égal, calme, régulier, pas déprimé ; très-calme. — 3 potages.

Le 29. Julep émétique 0,90, sans sirop diacode, une cuillerée toutes les heures. Pas de nausées, pas de vomissements ; état général excellent ; langue nette, humide ; pouls à 80, égal, régulier,

pas déprimé; peau normale; très-calme. — 3 potages.

Le 30. 80 pulsations ; état général très-satisfaisant ; gorge saine ; très-calme et très-tranquille.
Assise, tranquillité absolue; levée, marche assurée;
c'est à peine s'il existe quelques très-légers
mouvements dans la main droite, et quelques
tiraillements faciaux. Elle coud très-bien, enfile
son aiguille ; elle s'habille et se peigne parfaitement seule.

Elle sort le 31 mai. .

7ᵉ *Observation de M. Bonfils.* — *Chorée hémiplégique gauche.* — L... (Marie), âgée de 14
ans, entrée le 29 mai 1857, salle Sainte-Geneviève, n° 42. Fille très-robuste, très-forte, présentant le développement physique d'une fille de
20 à 25 ans; tempérament sanguin; cheveux noirs,
yeux bleus ; réglée à onze ans. La chorée date de
deux mois; jamais d'attaque antérieure. Elle est
survenue à la suite d'une peur excessive. — Chorée hémiplégique gauche de moyenne intensité :
mouvements désordonnés et involontaires de pronation et de supination de l'avant-bras gauche;
agitation incessante des doigts gauches (flexion et
extension successives); mouvements de flexion du
membre pelvien gauche. Marche incertaine : la

20

malade traîne la jambe. Rien dans la figure ; sensibilité cutanée conservée ; contractilité musculaire affaiblie. On l'a déjà traitée vainement par les bains d'affusion et le fer.

Le 8 juin. Pouls à 64. — Julep émétique 0,25, sans sirop diacode, une cuillerée toutes les heures. Deux vomissements le matin ; céphalalgie ; plus de nausées ni de vomissements depuis ; pas de selles ; langue humide, gorge saine ; pouls à 60, un peu fort, mais très-régulier. — 2 bouillons.

Le 10. Julep émétique 0,75, sans sirop diacode, une cuillerée toutes les heures. Un vomissement seulement ; deux selles molles ; état général bon ; 60 pulsations ; peau bonne ; gorge saine, appétit, langue humide. — 3 bouillons. Les modifications apportées dans les mouvements sont peu satisfaisantes.

Le 11. Pouls entre 60 et 65.

Le 15. Julep émétique 0,30, sans sirop diacode, une cuillerée toutes les heures. Il y a eu après la première cuillerée quatre vomissements successifs. On éloigne les prises : toute la journée se passe sans nausées et sans vomissements ; deux nouveaux vomissements dans la soirée ; pas de selles ; langue humide, gorge saine, peu d'appétit ; pouls à

56; peau bonne; état général satisfaisant. Les mouvements sont moins répétés. — 2 bouillons.

Le 16. Julep émétique 0,60, sans sirop diacode, une cuillerée toutes les heures. Un vomissement ce matin, plus rien depuis; deux selles molles; céphalalgie; insomnie; 54 pulsations; peau bonne; langue un peu blanche; gorge saine; peu d'appétit. Les mouvements sont moins intenses. — 3 bouillons.

Le 17. Julep émétique 0,90, sans sirop diacode, une cuillerée toutes les heures. — Un seul vomissement le matin; le reste du jour plus rien, ni nausées, ni vomissements, pas de selles; pouls à 60; peau bonne; état général excellent; langue nette, gorge saine, appétit. Les mouvements sont très-modérés. — 3 potages.

Le 18. Etat général bon; 56 pulsations. Les mouvements choréiques ont presque complétement disparu; il en reste surtout quelques-uns dans la main.

Le 19. 80 pulsations, pouls égal et régulier; peau excellente; état général parfait. Amélioration très-grande dans les mouvements choréiques : c'est à peine si la jambe fléchit encore; elle la traîne moins, s'y appuie mieux; la marche est plus assurée. Quelques légers mouvements de pronation et de supination de la main gauche, revenant à des intervalles assez éloignés.

Le 24. Guérison presque complète. Marche certaine, ferme : la jambe ne fléchit plus. Les mouvements de la main sont très-rares et très-peu prononcés. Bains sulfureux et gymnastique tous les deux jours.

Le 29. Plus rien, guérison complète.

Elle sort le 23 août.

8e *Observation de M. Bonfils.* — *Chorée générale très-intense.* — B... (Nanette), âgée de 11 ans et demi, entrée le 2 juin 1857, salle Sainte-Geneviève, no 42 bis. Cheveux châtains, yeux bleus, constitution délicate, tempérament lymphatico-nerveux. — Chorée générale intense datant de 15 jours ; pas d'attaque antérieure. Mouvements involontaires très-exagérés. Les mouvements des membres inférieurs sont plus prononcés que les mouvements des membres supérieurs : la marche est très-difficile et presque impossible. Masque facial très-grimaçant. Assise, elle ne peut rester en repos ; elle est sans cesse agitée. Elle parle difficilement, mange très-mal, et ne peut s'habiller seule. Mémoire affaiblie ; contractilité musculaire très-diminuée ; fonctions digestives normales ; 84 pulsations.

Le 4. Julep émétique 0,20, sans sirop diacode, une cuillerée toutes les heures. Pas de nausées, pas de vomissements, pas de selles. 84 pulsations : pouls ample, égal, régulier. Peau excellente. Langue blanche, humide ; peu d'appétit ; rien à la gorge.

Très-calme, elle ne remue pas du tout : c'est à peine s'il y a un peu d'agitation dans les mains. — 3 bouillons.

Le 5. Julep émétique 0,40, sans sirop diacode, une cuillerée toutes les heures. Pas de nausées, pas de vomissements, pas de diarrhée ; une selle molle. Langue humide et sans enduit, appétit, gorge saine. 72 pulsations le matin, 68 le soir : pouls développé, régulier, égal. Peau un peu chaude. — 2 potages, 1 bouillon. Tranquillité très-grande : à peine quelques légers mouvements des doigts.

Le 6. Julep émétique 0,60, sans sirop diacode, une cuillerée toutes les heures. 68 pulsations, pouls un peu irrégulier ; peau bonne ; langue belle, gorge saine, pas de nausées, pas de vomissements, pas de diarrhée, appétit. — 3 potages. État général bon ; calme complet.

Le 7. 84 pulsations. Plus de mouvements choréiques : la jeune fille coordonne parfaitement tous ses mouvements, marche seule ; il n'y a plus la moindre agitation dans les membres supérieurs ; la figure est très-calme; elle mange bien, s'habille seule ; elle coud, et est employée au service de la salle. — Bains sulfureux et gymnastique tous les deux jours.

Le 20. Etat général très-satisfaisant ; figure calme; appétit excellent.

Le 25. Elle sort radicalement guérie.

9ᵉ *Observation de M. Bonfils. — Chorée générale très-intense.* — M... (Alexandre), âgé de 8 ans, entré le 2 juin 1857, salle Saint-Louis, nº 16. Cheveux châtains, yeux bruns, tempérament lymphatique, constitution grêle et délicate, caractère gai et enjoué. Chorée générale très-intense, datant de 15 jours, survenue à la suite d'une vive frayeur; jamais d'attaque antérieure. Mouvements désordonnés des membres; progression saccadée, titubante; chute imminente ; les mouvements des bras sont aussi exagérés que ceux des membres pelviens. La figure est le siége de grimaces et de contorsions les plus singulières et les plus affreuses.

Lorsque l'enfant est assis, mouvements incessants, agitation permanente. Il parle difficilement; il ne peut manger, ni s'habiller ; caractère doux,

tranquille ; contractilité musculaire très - diminuée.

Le 4. Julep émétique 0,20, sans sirop diacode,
une cuillerée toutes les heures. Deux petits vomissements à la suite des deux premières cuillerées, plus rien depuis ; pas de selles ; état
général excellent; langue humide, rien à la gorge,
appétit. 84 pulsations : pouls un peu serré et un
peu déprimé, égal, régulier. Peau excellente. Il
est un peu moins agité. — 3 potages.

Le 5. Julep émétique 0,40, sans sirop diacode,
une cuillerée toutes les heures. Pas de nausées,
pas de vomissements , une selle normale ; état
général excellent ; langue belle, appétit ; 72 pulsations, pouls un peu déprimé ; peau excellente.
— 3 potages. Mouvements moins prononcés.

Le 6. Julep émétique 0,60, sans sirop diacode,
une cuillerée toutes les heures. 76 pulsations :
pouls égal, régulier, non déprimé. Peau bonne;
état général excellent. Pas de nausées ; pas de
vomissements ; selles normales ; langue humide,
sans enduit ; gorge saine. — 3 potages.

Le 7. 96 pulsations ; peau bonne ; moins agité.

Le 9. Julep émétique 0,25, sans sirop diacode,
une cuillerée toutes les heures. 84 pulsations ;
peau bonne ; langue humide , gorge saine ; un

vomissement et deux selles; appétit très-bon; mouvements assez modérés. — 2 potages, 1 bouillon.

Le 10. Julep émétique 0,50, sans sirop diacode, une cuillerée toutes les heures. Etat général bon; 72 pulsations; peau bonne; langue légèrement blanchâtre, rien à la gorge, un vomissement, pas de selles, appétit; les mouvements sont moins prononcés. — 2 potages, 1 bouillon.

Le 11. Julep émétique 0,75, sans sirop diacode, une cuillerée toutes les heures. Etat général bon; 68 pulsations; peau bonne; langue un peu blanche, rien à la gorge, pas de vomissements, une selle, appétit bon. Il y a encore de l'agitation dans les bras et dans la figure. — 2 potages et 1 bouillon.

Le 12. Les mouvements sont atténués, mais ils persistent encore.

Le 16. Julep émétique 0,30, sans sirop diacode, une cuillerée toutes les heures. 84 pulsations; peau bonne. Langue légèrement blanchâtre; rien à la gorge; pas de nausées; pas de vomissements; un peu de diarrhée, qui existait avant la prise de la potion; appétit. Les mouvements sont encore très-brusques. — 3 bouillons.

Le 17. Julep émétique 0,60, sans sirop diacode,

une cuillerée toutes les heures. 80 pulsations ;
peau bonne. Langue nette; rien à la gorge; appétit;
un vomissement hier soir, un ce matin ; pas de
selles. Les mouvements semblent plus modérés.
— 3 bouillons.

Le 18. Julep émétique 0,90, sans sirop diacode,
une cuillerée toutes les heures. Etat général bon;
84 pulsations ; peau bonne. Langue humide; rien
à la gorge; trois vomissements, le matin, à midi,
le soir ; deux selles diarrhéiques. Mouvements
modérés. — 2 bouillons.

Le 19. 80 pulsations ; pouls égal, régulier ;
peau excellente; état général bon ; appétit, langue
nette, gorge saine. Agitation moindre ; amélioration sensible dans la coordination des mouvements.
Au repos, calme absolu ; pas d'agitation ; les bras,
les jambes, la figure, restent parfaitement immobiles ; il mange mieux, mais ne s'habille pas seul.

Le 22. Amélioration progressive. Quand il
marche, on constate un mieux très-sensible. La
marche est assez certaine ; les bras sont bien
moins agités; la figure est assez calme ; il coordonne ses mouvements. Il commence à s'habiller
seul; il mange seul beaucoup plus facilement ;
il y a une marche ascendante dans le mieux très-
manifeste.

Le 25. C'est à peine s'il existe encore quelques mouvements : marche certaine, bras tranquilles, figure calme ; il coordonne parfaitement tous ses mouvements. Bains sulfureux et gymnastique tous les deux jours.

Le 29. L'enfant est complétement guéri ; il est assez maître de ses mouvements pour écrire quelques lettres.

Il sort le 20 juillet.

10e *Observation de M. Bonfils.* — *Chorée générale intense.* — M... (Edmond), âgé de six ans et demi, est entré le 31 octobre, salle Saint-Louis, n° 10. Cheveux blonds, yeux bruns, teint pâle ; tempérament lymphatique ; constitution délicate. Chorée générale intense, remontant à l'âge de 15 mois. A cette époque, le jeune M... fut pris de convulsions, à la suite desquelles est apparue la chorée, qui depuis lors est allée toujours croissant. Les bras, les jambes, sont agités dans tous les sens ; la figure est grimaçante ; tiraillement continuel des commissures labiales, d'où résulte un rire permanent ; marche titubante, saccadée. Le petit malade ne peut pas s'habiller ; il mange difficilement ; la parole est embarrassée.

Pouls entre 85 et 90 ; fonctions digestives normales.

On a tenté en vain, jusqu'à ce jour, les bains sulfureux, la gymnastique, le fer, les toniques, les antispasmodiques, la belladone, le zinc, etc.

Le 22 avril, on administre l'émétique : julep émétique 0,20, sirop diacode 8 grammes, une cuillerée toutes les heures. Deux vomissements glaireux le matin : on éloigne les prises. Plus de nausées, plus de vomissements, pas de coliques, pas de diarrhée ; langue à peine blanche, humide; appétit. Etat général très-satisfaisant; pouls à 80, assez plein ; peau normale. — 2 bouillons.

Le 23. Julep émétique 0,40, sirop diacode 8 grammes, une cuillerée toutes les heures. Pas de nausées, pas de vomissements, pas de selles, rien à la gorge, langue un peu blanche, appétit ; pouls à 80, assez développé ; peau modérément chaude ; état général bon. Légère amélioration des mouvements choréiques. — 2 bouillons.

Le 24. Julep émétique 0,60, sirop diacode 8 grammes, une cuillerée toutes les heures. Langue un peu blanche, état général satisfaisant; pouls à 80, assez plein ; peau chaude ; gorge saine ; pas de nausées ni de vomissements le matin ; le soir, un vomissement léger ; pas de selles. Mouvements choréiques très-modifiés. —3 bouillons.

Le 25. Trois vomissements depuis hier, peu

abondants ; pas de diarrhée. Un peu fatigué, un peu abattu ; peau un peu chaude; langue blanche, humide ; pouls à 85, assez développé. Mouvements choréiques modifiés sensiblement.

Le 26. Etat général satisfaisant ; 80 pulsations; peau normale ; plus de vomissements. Les mouvements choréiques sont très-atténués : l'enfant marche plus facilement ; il saisit mieux les objets.

Le 28. Les mouvements choréiques ont encore subi une légère amélioration depuis avant-hier.

Le 3 mai. L'amélioration reste stationnaire ; pouls à 72 ; état général excellent.

Le 4. Julep émétique 0,30, sirop diacode 10 grammes, une cuillerée toutes les heures. A vomi à 10 et à 4 heures ; vomissements bilieux assez abondants ; pas de selles ; langue un peu blanche, humide ; rien à la gorge ; appétit ; pouls à 85, vibrant, plein ; peau un peu chaude. Un peu fatigué; calme très-notable. — 1 bouillon.

Le 5. Julep émétique 0,40, sirop diacode 8 grammes, une cuillerée toutes les heures. A vomi une fois ce matin ; depuis, plus de nausées, plus de vomissements, une selle normale. Langue un peu blanche, humide ; gorge saine; appétit. Pouls à 60 ; peau excellente ; état général bon. — 2

potages, 1 bouillon. Très-calme; amélioration
très-grande dans les mouvements.

Le 6. Julep émétique 0,60, sirop diacode 8
grammes, une cuillerée toutes les heures. Un
vomissement bilieux peu abondant à la deuxième
cuillerée; depuis, plus rien. Pas de selles; langue
un peu blanche, humide; appétit; pas d'éruption
buccale. Pouls à 80; peau un peu chaude; un peu
fatigué. Amélioration très-grande. — 2 potages,
1 bouillon.

Le 7, pouls à 88.

Le 8, état général bon. Couché, assez calme;
quelques légers mouvements choréiques dans les
jambes et dans les bras, quelques tressaillements
de la face. Levé, mouvements très-modifiés : la
chorée des bras est très-améliorée; la marche est
bien moins saccadée.

Le 11. La chorée est revenue presque aussi
intense qu'avant; pouls à 84.

Le 18. Julep émétique 0,20, sirop diacode 8
grammes, une cuillerée toutes les heures. Trois
vomissements à la suite de la deuxième et de la
troisième cuillerée. On éloigne les prises : plus
rien; pas de selles. Etat général satisfaisant; 96
pulsations, pouls assez plein; peau excellente;

langue humide, peu d'appétit. Très-tranquille, très-calme. — 3 bouillons.

Le 19. Julep émétique 0,40, sirop diacode 8 grammes, une cuillerée toutes les heures. Ni nausées, ni vomissements, ni selles. Langue humide, appétit, gorge saine; pouls à 92; peau excellente. Etat général bon; très-calme. — 2 potages, 1 bouillon.

Le 20. Julep émétique 60 centigr., sirop diacode 8 gr., une cuillerée toutes les heures. Un vomissement le matin, un second dans l'après-midi; pas de selles. Etat général excellent; pouls à 80, assez plein; peau normale. Très-calme, très-tranquille. — 2 bouillons, 1 potage.

Le 21. A vomi dans la nuit, deux vomissements glaireux; pas de selles. Etat général satisfaisant; pas fatigué; 85 pulsations, pouls peu développé. Les mouvements choréiques, quand l'enfant est levé, sont très-prononcés; ils sont à peine modifiés.

Le 30, la chorée est aussi intense qu'avant toute médication par l'émétique.

Il sort le 23 octobre. La chorée n'est nullement modifiée : nous la croyons symptomatique de quelque lésion organique cérébrale.

L'enfant, depuis quelque temps, présente des

signes non douteux de tuberculisation pulmonaire.

Qu'allons-nous déduire de cette série de dix observations, parmi lesquelles nous constatons neuf guérisons, et un seul cas complétement réfractaire? Qu'allons-nous conclure d'une durée moyenne de la maladie aussi courte que celle que nous trouvons dans ces dix observations, puisque cette durée n'a été que de 16 jours?

Nous conclurons que nous croyons ce traitement surtout applicable aux chorées très-intenses et très-généralisées; car nous avons vu, dans les dix observations, tout d'abord que la maladie a été générale huit fois, et ensuite que plus l'intensité a été grande et la généralisation étendue, moins la guérison s'est fait attendre. Un fait arrivé en avril dernier, dans le service de M. Legroux, vient donner encore plus de poids à notre manière de voir.

Une chorée hémiplégique, à forme congestive et inflammatoire, a été aggravée par l'émétique à haute dose, et guérie par trois saignées. La forme congestive pour ainsi dire (ainsi congestion du poumon) et inflammatoire (pouls fébrile, état fébrile très-prononcé, grande chaleur de la peau, rougeur de la langue, etc.) a nécessité l'emploi de ces saignées, qui ont guéri le malade.

Dans cette forme donc de chorée, ainsi que dans bien d'autres que nous pourrions citer, on ne peut employer l'émétique à haute dose : d'où nous concluons avec M. Legroux que, tout en admettant la médication stibiée comme une des bonnes méthodes générales dans le traitement des chorées généralisées, on ne peut en faire un *modus curandi* unique pour toutes les chorées. Il y a pour cela, dans la maladie qui nous occupe, trop de formes diverses, trop de species spéciaux, s'il m'est permis de m'exprimer de la sorte, trop même d'indications accessoires, préliminaires ou concomitantes. C'est de l'appréciation intelligente et raisonnée de ces diverses formes, de ces divers species, de ces diverses indications accessoires, que, comme nous l'avons déjà dit, doit découler la thérapeutique de la chorée.

Mentionnons en passant : 1° l'Iodure de potassium, préconisé par Muller et de Bervillers ;

2° Le Cardamine pratensis, par Baker et Michaelis ;

3° Le Narcisse des prés ;

4° L'Indigo ;

5° Le Cyanure de zinc (zincum cyanicum), à la dose de un demi-grain à un grain de trois en trois heures, chez une jeune fille de onze à douze ans, par le docteur Gunther ? La malade a pris quatre doses dans la même journée, s'est reposée deux ou trois jours, et au bout d'un mois la guérison a été complète.

Citerai-je : 6° le Nitrate d'argent ;

7° Le Chlorure d'argent ;

8° Le Chlorure d'étain (Dr Person , de Saint-Pétersbourg) ;

9° L'Atropine, employée à l'Hôtel - Dieu par M. Stuart-Cooper , ancien chef de clinique de la faculté dans le service de M. Rostan ;

10° Le Valérianate acide d'atropine du docteur Lac de Bosredon, qui a traité et guéri une chorée laryngienne par l'usage de ce médicament?

Vu l'intérêt qu'offre son observation, je vais la rapporter ici en son entier : « Jean Roux, âgé de onze ans , d'un tempérament nervoso-sanguin, habite le village de Sainte-Croix-du-Mont. Sa famille est loin de pouvoir lui accorder les avantages d'une existence heureuse : toutefois, par son travail, elle le met à l'abri de la misère , et le place dans des conditions hygiéniques presque satisfaisantes. Issu d'un père mort phthisique, il a toujours joui d'une excellente santé. Il n'a eu ni engorgement glandulaire, ni affection herpétique, ni convulsions ; l'évolution dentaire s'est effectuée

21

sans entrave, elle n'a exercé aucune influence fâcheuse sur l'économie. Le 1er février 1856, sans
cause connue, Roux est pris d'un toux assez intense, plus vive le jour que la nuit, accompagnée
d'une expectoration muqueuse. Il n'a pas de fièvre
et d'oppression ; la percussion et l'auscultation
démontrent qu'il s'agit seulement d'une légère
irritation des bronches. Le bruit respiratoire est
parfaitement libre, et ne s'accompagne d'aucune
espèce de râle. La nuit, le sommeil est très-calme.
Les fonctions digestives s'exécutent avec beaucoup
de régularité. Cinq sangsues sont appliquées au
devant de la poitrine, un vésicatoire volant est
placé entre les épaules, puis je fais administrer
une potion ainsi composée :

Huile de ricin.   35,0
Décoct-semen-contra. . . .   100,0
S^p d'écorce d'orang. amères.   40,0

L'effet purgatif est obtenu ; il en résulte de l'a-
mélioration.

La bronchite devient moins intense ; elle avait
même presque disparu, lorsque, le 15 février,
Roux, après une quinte de toux, fit entendre pendant vingt secondes environ des cris aigus, formi-
dables, très-perçants, tout à fait analogues à ceux
du coq. A ce moment la respiration était pénible
et saccadée.

Ces éclats de voix soudains et rapides se répétèrent huit ou dix fois environ dans le courant de la journée. Ils étaient involontaires : une fois commencés, impossible à l'enfant, malgré tout son désir, de les arrêter.

Ils cessaient à l'entrée de la nuit, et se renouvelaient dès sept heures du matin.

Un vomitif, divers purgatifs, le sulfate de quinine sous toutes les formes et à des doses diverses, des révulsifs, vésicatoires et sinapismes, des narcotiques et antispasmodiques de toutes sortes, l'opium, la valériane, le musc, le camphre, l'oxyde de zinc, le chloroforme à l'intérieur et à l'extérieur, des bains froids, des immersions dans l'eau froide, furent successivement et inutilement employés depuis le mois de mars jusqu'en juillet. Il n'y eut aucun amendement. Les cris si étranges se reproduisaient avec la même force, avec la même opiniâtreté, assez régulièrement, au moins vingt fois chaque jour. Ils duraient de vingt à trente secondes, se liaient principalement à l'inspiration, laquelle était bruyante, saccadée, rapprochée et comme convulsive. En général aigus et violents, ces cris constituaient quelquefois un véritable aboiement.

Ils s'entendaient à une grande distance. Pen-

dant ce long espace de temps, il ne se produisit
aucun autre phénomène morbide. La toux disparut; il n'y eut jamais de fièvre ni de gêne de la
respiration; l'appétit se conserva; les fonctions
digestives s'exécutèrent avec la plus grande régularité; l'intellect ne subit aucune dépression. Les
traits du visage ne présentèrent pas d'altération
spéciale; hors le moment des cris, ils portèrent
toujours l'empreinte de la gaieté. Il n'y avait aucune
disposition à la taciturnité ou à l'irascibilité; les
forces ne diminuèrent pas, l'embonpoint sembla
même plutôt augmenter. Le 15 juillet, c'est-à-
dire après cinq mois d'une désespérante ténacité,
persuadé que l'affection ne pouvait être qu'une
névrose de la contractilité, je conseillai le remède
suivant :

Eau de tilleul . . . . . . 125 grammes.
Valérianate acide d'atropine. 1|2 milligr.
Sirop de sucre . . . . . . 30 gr.

Cette potion, prise dans les vingt-quatre heures, produisit immédiatement une forte dilatation des pupilles, des hallucinations, des vertiges,
de l'incohérence dans les idées, plus tard de l'assoupissement; mais elle ne provoqua point de
vomissemains. Le lendemain la maladie avait
complétement cédé : les cris ne s'étaient plus re-

nouvelés, et l'intelligence était revenue à son état normal.

Huit jours après, sous l'influence d'une émotion morale, Roux fit entendre de nouveaux cris semblables aux précédents.

Une nouvelle potion au valérianate acide d'atropine en empêcha le retour. Depuis lors, aucun accident nerveux ne s'est manifesté, pas un cri n'a été poussé ; la guérison est restée définitive.

L'affection que je viens de décrire appartient évidemment à l'ordre des névroses. Il fut, en effet, impossible de constater une altération quelconque des poumons ou du larynx ; et, si l'on en excepte une légère bronchite qui se dissipa bien facilement, les cris aigus constituèrent le seul phénomène morbide. Il existe une forme de névropathie peu connue, désignée sous le nom de Délire des aboyeurs, à laquelle ce fait pourrait jusqu'à un certain point se rattacher.

Les annales de la science conservent, en effet, l'histoire de bêlements observés au XVIe siècle par Wierus chez plusieurs religieuses du couvent de Sainte-Brigitte, d'aboiements d'un grand nombre de femmes près de Dax en 1613, de miaulements des orphelins d'Amsterdam, etc.; mais il est à re-

marquer qu'en général le délire ou la chorée des
aboyeurs commence par des convulsions de la
face, auxquelles succèdent bientôt des secousses
brusques et répétées du tronc et du diaphragme,
des hoquets et des cris violents.

Plus tard, la sensibilité morale se pervertit, et,
si le délire ne se manifeste pas, il survient un
trouble marqué dans les fonctions morales, intellectuelles et affectives, une tendance à l'imbécillité.
Le plus ordinairement ces névroses de la voix
coexistent avec des attaques d'hystérie, dont elles
ne sont qu'un symptôme. Il ne faudrait pas confondre le délire des aboyeurs avec la lycanthropie
ou zoanthropie, maladie dans laquelle les individus
se croient transformés en un animal, et en imitent
la voix ou les cris, la forme ou les manières. Ne
pourrait-on pas plutôt voir dans ce fait un exemple
de chorée laryngienne, affection déterminant une
convulsion tonique des muscles du larynx, indé-
pendante de toute lésion organique, mais liée à
une aberration du système nerveux?

Enfin, l'influence si rapidement heureuse du
valérianate acide d'atropine ne confirme-t-elle pas
l'existence d'une névrose convulsive? »

11° La Teinture de haschich, avec laquelle
M. Corrigan a guéri quatre choréiques, en la donnant à la dose de 8 à 30 gouttes.

« Le chanvre indien, dit-il, semble exercer une action spécifique sur les nerfs du mouvement. Quand il agit sur le sensorium commune ou sur un nerf, il exerce d'abord indirectement son action sur les fibres motrices, et l'étend ensuite aux fibres sensitives, ce qui est tout l'opposé de ce que produit l'aconit. »

12° L'Armoise vulgaire. « Le docteur Schœnberg rapporte l'observation d'une jeune fille de 13 ans, non encore réglée, affectée depuis plusieurs années de chorée presque continue, et chez qui l'usage de l'armoise a eu le succès le plus rapide et le plus complet. Il l'administra le soir, à la dose de 4 grammes, après quoi il permit la bière chaude. Dès la première dose, le mal se calma notablement; après la seconde, les contractions musculaires n'étaient plus que des tremblements, qui eux-mêmes disparurent par une troisième dose. Le quatrième jour, il en donna encore une prise le soir, et, pour plus de sûreté, il revint au médicament, et en administra encore trois doses, laissant écouler quatre à sept jours entre les doses successives. Trois mois après ce traitement, il n'y avait pas ombre de récidive. » (Journal des Connaissances médico-chirurgicales, t. XVIII, p. 46).

13° Les Pilules antihystériques suivantes, employées par le docteur Debreyne :

— 328 —

Camphre. . . . . 12 gr. ⎫
Asa fœtida . . . . . . 12 — ⎪
Extrait de belladone . . 4 — ⎬ Pour 120 pilules.
Extrait aqueux thébaïque 1 — ⎪
Sirop de gomme . . . . q. s. ⎭

On prend une pilule le premier jour, deux le second.

On augmente ainsi d'une pilule par jour jusqu'à 6 en 24 heures (2 le matin, 2 à midi, et 2 le soir, et deux heures avant les repas). Si elles sont insuffisantes et inutiles, ce qui arrive rarement, on les remplace par les bains froids.

14° L'Actæa ramosa du docteur Marvey Lindsly, de Washington. — « Une jeune personne de cinq ans était affectée de chorée depuis deux mois. Le 5 mars 1836, elle perdit la faculté d'articuler les mots, et fut réduite à pouvoir à peine faire entendre les mots de oui et non. La marche était incertaine et chancelante; la mastication et la déglutition étaient fort difficiles ; elle ne pouvait même pas porter à sa bouche ses mains, qui étaient dans un tremblement continuel. On eut d'abord inutilement recours au calomel, à la rhubarbe, aux ferrugineux, et aux vésicatoires à la nuque. Lorsqu'elle fut amenée à Washington à M. Lindsly, il lui prescrivit, conjointement avec plusieurs médecins, un régime tonique, mais non excitant, des exercices en plein air, des frictions sèches, des liniments stimulants le long du rachis et aux extrémités inférieures, de la rhubarbe et de la magnésie, mais seulement dans les cas de constipation, et trois fois par jour une cuillerée à thé de la poudre de racine d'actæa ramosa. Pendant les quinze premiers jours elle ne prit que ce seul médicament; on lui adjoignit ensuite 2 à 4 grains de carbonate de fer.

Son état s'améliora rapidement. Lorsqu'elle quitta Washington, au bout de deux mois, elle était presque entièrement rétablie. L'auteur apprit à la fin de l'année que l'enfant continuait à jouir d'une parfaite santé. »

15° L'Acide hydrocyanique et l'Hydrocyanate de fer du docteur Guérin, de Bordeaux.

16° L'Extrait de jusquiame du docteur Luca Lossetti, de Milan. « Une jeune fille de quinze ans, non menstruée, était atteinte de chorée pour la seconde fois. Elle ne pouvait assigner aucune cause à cette maladie. Outre l'impossibilité où elle se trouvait de rester un seul instant tranquille, cette jeune fille était par intervalles agitée de mouvements convulsifs d'une extrême violence. Les accès, dont l'invasion était irrégulière et la durée très-variable, étaient quelquefois assez intenses pour enlever à la malade la connaissance de ce qui se passait autour d'elle pendant que le paroxysme était à son summum d'intensité.

Cette jeune fille affirmait s'être guérie la première fois au moyen du café et des bains chauds : ce traitement fut essayé, et échoua.

Il en fut de même de l'emploi du sulfate de quinine, de la morphine et des anthelminthiques. Cette dernière classe de médicaments paraissait indiquée par un prurit que la malade éprouvait aux narines et par une dilatation notable des pupilles. L'éthérisation, essayée à deux reprises différentes, ne fit qu'augmenter l'intensité des accès. M. Lossetti, prenant en considération cette circonstance, que l'inertie des fonctions utérines ne paraissait pas en rapport avec le développement de la constitution de la malade, prescrivit les ferrugineux, et fit appliquer des sinapismes à la partie interne des cuisses, et des sangsues aux parties génitales externes, mais le tout sans succès.

N'oublions pas de noter que cette jeune fille, dans l'intervalle de ses accès, n'éprouvait aucune incommodité que celle de ne pouvoir se tenir immobile ; son appétit était excellent, et ses digestions parfaites.

M. Lossetti désespérait de guérir une maladie si opiniâtre et si obscure, lorsqu'il eut l'idée d'essayer l'extrait de jusquiame.

Bien que la morphine eût échoué, ce médicament produisit un effet aussi prompt que salutaire. La jeune fille n'en faisait encore usage que depuis deux jours lorsqu'elle éprouva un calme insolite: les accès avaient notablement perdu de leur intensité. En continuant l'usage de cet extrait, qui fut prescrit, à dater du troisième jour, à la dose d'un demi-gramme dissous dans 180 grammes d'eau de fleurs de camomille convenablement édulcorée, l'amélioration fit tant de progrès, qu'au bout de dix jours la guérison fut complète. » *(Gazetta medica italiana, Lombardia*, 4 août 1856.)

17° Le Sanicle du Maryland. — Le sanicle du Maryland est, comme celui d'Europe, une ombellifère croissant dans les terrains marécageux et ombragés.

La racine en est la partie la plus active. L'alcool en dissout quelque peu les principes; et le docteur Zabriskii emploie purement et simplement la racine desséchée de cette plante. A l'appui de sa médication, le docteur Zabriskii rapporte quatre observations de chorée qui sont consignées dans le n° 2 de l'année 1847, mois de février, du *Journal des Connaissances médico-chirurgicales.*

1re *Observation du docteur Zabriskii.* — Une petite fille de huit ans fut prise, en mai 1837, de mouvements involontaires dans différentes parties du corps. Ses mains étaient constamment en mouvement ; elle avait des clignotements spasmodiques des yeux et une agitation générale. Ces symptômes s'aggravèrent progressivement; la marche devint incertaine et mal assurée. Après avoir inutilement employé diverses médications, l'auteur lui administra trois fois par jour un demi-gros de poudre de sanicle mêlée avec de l'eau.

L'effet de ce remède fut des plus marqués : les progrès de la maladie s'arrêtèrent tout à coup. Au bout de trois jours il y avait déjà une amélioration très-sensible, et en deux mois la guérison fut complète.

2e *Observation du docteur Zabriskii.* — E. W., âgée de huit ans, était en proie aux symptômes les plus alarmants de la chorée. Les cathartiques, les opiacés et les toniques ayant été sans effet, l'auteur mit l'enfant à l'usage du sanicle. Mais comme il n'avait pas de racine sèche, il eut recours à une décoction réduite en consistance sirupeuse. La maladie cessa de s'accroître, mais ne s'amenda pas. Au bout de huit jours, on employa la poudre sèche, et le résultat avantageux fut immédiat. La guérison ne se fit pas longtemps attendre. On voit par là que l'eau bouillante ne dissout pas tout le principe actif de la plante. Peut-être ce dernier consiste-t-il en une huile essentielle qui se dissipe à la chaleur de l'eau bouillante.

3ᵉ Observation du docteur Zabriskii. — Une demoiselle de seize ans éprouva en 1840 des symptômes de chorée qui allèrent en s'accroissant. Elle avait des mouvements spasmodiques des muscles de la face et des yeux, et une grande disposition à mouvoir involontairement les mains, quoiqu'elle pût dominer ces mouvements par un effort puissant de sa volonté. Elle était constamment agitée. Les règles venaient bien. On lui donna une once de poudre de racine des anicle, qui arrêta les progrès du mal, et ne tarda pas à en procurer la guérison. C'était là une chorée à son début.

4ᵉ Observation du docteur Zabriskii. — Une demoiselle de onze ans était sujette depuis un an à des attaques de chorée. Les mouvements des mains étaient des plus désordonnés, au point de l'empêcher de porter un verre à sa bouche ; quelquefois elle ne pouvait marcher. Quoique la maladie fût continue, il y avait quelque rémission dans la violence des symptômes. Plusieurs médecins distingués prescrivirent des traitements divers qui restèrent sans effet. L'auteur lui administra alors trois fois par jour une cuillerée à thé de poudre de sanicle. Les symptômes les plus incommodes se dissipèrent bientôt. Toutefois la maladie ne disparut que fort lentement et sous l'influence d'un traitement tonique (octobre 1846).

Qu'il nous soit permis ici, avant de dire, pour terminer notre article Traitement, ce que nous pensons des trois grandes médications principales que nous avons étudiées, et de cette infinie variété d'agents thérapeutiques que nous avons passés rapidement en revue ; qu'il nous soit permis, disons-nous, de rapporter la classification très-claire et très-concise qu'a donnée M. Sée. Il fait rentrer sous deux grands chefs les nombreuses médications qui ont été employées et préconisées tour à tour dans le traitement de la chorée, selon leur mode d'application et d'action.

D'une part, ce sont les remèdes externes, qui comprennent :

1° Les exercices gymnastiques ;

2° Les bains sulfureux ;

3° Les bains froids et autres ;

4° L'électricité ;

5° Les irritants cutanés et les dérivatifs.

D'autre part, ce sont les médications internes, qui comprennent :

1° Les antiphlogistiques ;

2° Les évacuants (purgatifs et vomitifs) ;

3° Les toniques fixes ;

4° Les narcotiques ;

5° Les excitants de toute espèce (strychnine, préparations de cuivre, nitrate d'argent, arsenic, iode, et iodure de potassium) ; -

6° Enfin, les médicaments classés sous les noms de contro-stimulants, d'antispasmodiques, d'altérants.

Nous voici enfin arrivé à la dernière des questions que nous nous sommes proposé de résoudre : quelle est la part de confiance que l'on doit accorder à chacune des grandes médications générales, à chacun des agents thérapeutiques que l'on a tour à tour préconisés dans le traitement de l'affection qui nous occupe ? Nous croyons, et nous le disons hautement, que, comme pour toutes les maladies en général, le traitement doit être subordonné à l'état général du sujet, et varier selon son sexe, son âge, son tempérament, la cause de sa maladie, selon les diverses influences atmosphériques, la saison dans laquelle on se trouve, selon encore les complications, la forme de la chorée à laquelle on a affaire, etc. Ainsi, traiterons-nous la chorée d'un enfant comme celle d'un adulte, celle d'un malade au tempérament sanguin comme celle d'un malade au tempérament lymphatique, celle produite par la chlorose comme celle produite par le vice syphilitique ? Ordonnerons-nous les bains froids pendant les rigueurs de l'hiver, comme nous le ferions pendant les chaleurs de l'été ? Adresserons-nous n'importe quelle médication à n'importe quelle forme de la maladie ? Non, certainement : notre médication variera, et à l'infini même.

Avec M. Sandras, nous traiterons la chorée qui reconnaît la chlorose pour cause par le régime tonique, par les ferrugineux associés au quinquina, aux bains sulfureux et à l'électricité.

Avec M. Trousseau, nous traiterons la chorée par la strychnine quand elle ne s'accompagnera d'aucun symptôme d'excitation cérébrale, mais quand il y aura, au contraire, une faiblesse intellectuelle et musculaire.

Si le malade est jeune, cas le plus commun, nous suivrons le traitement actuellement en vigueur à l'hôpital des Enfants, c'est-à-dire que nous ordonnerons les bains froids et la gymnastique, si toutefois, et hâtons-nous de l'ajouter, ce dernier moyen n'est pas, comme nous l'avons déjà dit, contre-indiqué par une maladie du cœur concomitante.

Si le malade présente des accidents syphilitiques, notre traitement sera subordonné à l'état du sujet, et nous prescrirons les antisyphilitiques, en même temps que nous traiterons la chorée par des moyens appropriés.

Si, ce qui est toutefois très-rare, nous avons affaire à une chorée de forme aiguë ou inflammatoire, nous ne craindrons pas d'appliquer, au début, les antiphlogistiques, et en particulier les saignées locales sur le trajet de la colonne vertébrale, à l'exemple de Sydenham, de Bouteille, et de J. Frank.

Telle sera, en général, notre médication. Pour les cas particuliers, pour les affections intercurrentes qui viendront compliquer la maladie principale, nous modifierons cette médication selon que le comporteront ces cas particuliers, selon que l'exigeront ces affections intercurrentes, en tenant compte toutefois des circonstances infinies qui donnent à la maladie qui nous occupe l'infinité des formes qu'elle revêt, et expliquent parfaitement

22

le grand nombre de traitements différents que l'on
a tour à tour employés pour la combattre.

OUVRAGES, JOURNAUX, MÉMOIRES, THÈSES, ETC.,
A CONSULTER.

Veni mecum de Bairo. 1560.
Travaux de E. Plater. 1614.
Travaux d'Horstius. 1628.
Ouvrage de Sydenham.
Ouvrages de Cheyne, Dower et Mead, en Angleterre.
Abrégé de toute la Médecine pratique de Allen. 1728.
(Tome I, page 263, article 106.)
Dictionnaire portatif de santé de M. L. et de M. de B., en
2 volumes. 1764.
Médecine domestique de Guillaume Buchan, traduite par
Dupianil. 1783.
Eléments de Médecine pratique de Cullen, traduits par
Bosquillon. 1795.
Eléments de Médecine théorique et pratique d'Etienne Tour-
telle. 1796.
Traité des Maladies des enfants de Schaeffer. 1803.
Traité de la Chorée, par Bernt.
Nosographie philosophique de Pinel. 1807.
Monographie de Bouteille. 1810.
Traité des Maladies des Enfants, par Fleisch. 1812.
Dictionnaire abrégé des Sciences médicales. 1821.
Mémoire sur l'emploi de l'émétique à haute dose associé
aux purgatifs drastiques dans le traitement de la chorée,
par Breschet. 1832.
Journal des Connaissances médico-chirurgicales. 1833.

De la Chorée. — Extrait du tome xv de l'Académie natio-
nale de médecine.

Thèse sur la Chorée, par M. Nicolas. 1844.

Thèse de M. Victor Gérard. 15 mai 1850.

Thèse de M. Botrel. 25 mai 1850.

Eléments de Pathologie interne de Grisolle.

Traité pratique des Maladies nerveuses de Sandras. 1851.

Thèse de M. Jules Chavance. 9 juillet 1852.

Traité clinique et pratique des Maladies des enfants, par
MM. Rilliet et Barthez. 1853.

Mémoire de M. Rufz, dans les Archives générales de médecine de 1854.

Thèse de M. Jules Pelay. 21 juin 1854.

Observation de M. Henri Roger (Gazette des hôpitaux,
28 novembre 1854).

Observation de Chorée générale (Gazette des hôpitaux,
6 janvier 1855).

Thèse de M. Eugène Moynier. 31 janvier 1855.

Thèse de M. Géry. Février 1855.

Observation d'hémichorée de M. Costilhes (Gazette des hôpitaux, 19 avril 1855).

Leçons sur la Chorée de M. Trousseau (Gazette des hôpitaux, 1857).

Observation de chorée du docteur Mavel (Gazette des hôpitaux, 9 avril 1857).

Note sur le Traitement de la Chorée, par M. Géry (Gazette
des hôpitaux, 30 avril 1857).

Note sur le Traitement de la Chorée, par M. Lac de Bosredon (Gazette des hôpitaux, 7 mai 1857).

Thèse de M. Bonfils. 13 janvier 1858.

FIN.

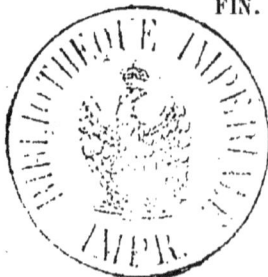

TABLE DES MATIÈRES.

———

———◦◇◦———

Dijon. Impr. Peutet-Pommey.

www.ingramcontent.com/pod-product-compliance
Lightning Source LLC
Chambersburg PA
CBHW060139200326
41518CB00008B/1084